U0712119

名方汇讲

主编 高才达 张勇
毛燕 仇军

全国百佳图书出版单位
中国中医药出版社
·北京·

图书在版编目（CIP）数据

名方汇讲 / 高才达等主编. -- 北京：中国中医药
出版社，2025. 4
ISBN 978-7-5132-9392-1

Ⅰ. R289

中国国家版本馆 CIP 数据核字第 202536QR19 号

中国中医药出版社出版

北京经济技术开发区科创十三街 31 号院二区 8 号楼
邮政编码　100176
传真　010-64405721
河北品睿印刷有限公司印刷
各地新华书店经销

开本 880×1230　1/32　印张 11　字数 262 千字
2025 年 4 月第 1 版　2025 年 4 月第 1 次印刷
书号　ISBN 978-7-5132-9392-1

定价　48.00 元
网址　www.cptcm.com

服务热线　010-64405510
购书热线　010-89535836
维权打假　010-64405753

微信服务号　**zgzyycbs**
微商城网址　**https://kdt.im/LIdUGr**
官方微博　**http://e.weibo.com/cptcm**
天猫旗舰店网址　**https://zgzyycbs.tmall.com**

如有印装质量问题请与本社出版部联系（010-64405510）
版权专有　侵权必究

《名方汇讲》编委会

主　编　高才达　张　勇　毛　燕　仇　军

副主编　释涤凡　张福磊　肖鹏云　辛大永
　　　　　张　虎

编　委（以姓氏笔画为序）
　　　　　丁　潇　王红盼　李长聪　李立华
　　　　　杨　佳　张鸿雁　周艳朋　赵宾彦
　　　　　胡华杰　胡景涵　柳迎春　唐冬梅
　　　　　董莹莹　焦雪蕾

自序

　　吾从医60年，视方剂为基础理论的良师、辨证论治的益友。众弟子在传承的道路上，一致推崇"证出有辨，治出有法，方出有名，药出有理"为吾之学术思想。方剂是理法方药的结晶，是辨证论治的灵魂。

　　证出有辨：吾认为辨证是魂，辨证是本，辨证是术，辨证是责。"从系列方论证出有辨"为支撑。

　　治出有法：吾重视以法组方，以法遣方，以法类方，以法释方。"从方剂学中的代表方谈治出有法"为法则。

　　方出有名：吾坚持方出有名，方出有据，方出有理，方出有效。"从方剂学中的常用方讲方出有名"为主旨。

　　药出有理：吾注重药效关系、量效关系、炮效关系、煎效关系。"从方剂学中的基础方话药出有理"为机理。

　　看方犹看律，用药如用兵，律不可不知，兵不可不养。多年来吾之传承所学都以方剂为核心、临床为基石，拓展创新方剂。目前完成整理的《医悟阐微》《方药读验》《百方辨解》《用药撷英》《用方拾遗》《验方集锦》均以方剂论理。

　　本书所提到的《方剂学》均指中国中医药出版社所出版的普通高等教育"十五"国家级规划教材《方剂学》。书中方剂的用药量，凡《方剂学》教材有所收载者，均按此版教材标示；但有部分方剂的用药量为作者临床经验用量，故不按该教材修改。此外，对某些方剂的解读涉及古代医家的论述或方剂间的比较学习等，需要参考原著方剂用药量，已在现代用药量之后的括号内进行标注，古方用量不能与现代用量严格换算。

　　本书以吾之学术思想为主旨，对名方加以汇讲，敬教医者。若有错误之处，还望读者提出宝贵意见，以便今后修订完善。

北京中医医院顺义医院

高才达全国名老中医药专家传承工作室

高才达

2025年1月

目录

壹

从中医方剂学中的基础方论"药出有理"与"四效"关系

麻黄汤为治疗外感风寒表实证的基础方 ｜ 1

桂枝汤为治疗外感风寒表虚证的基础方 ｜ 3

麻黄杏仁甘草石膏汤为治疗表邪未解、邪热
　壅肺之喘咳的基础方 ｜ 7

小柴胡汤为治疗伤寒少阳证的基础方 ｜ 9

白虎汤为治疗阳明气分证的基础方 ｜ 12

四逆散为疏肝理脾的基础方 ｜ 15

大承气汤为治疗阳明腑实证的基础方 ｜ 18

理中丸为治疗中焦脾胃虚寒的基础方 ｜ 21

四君子汤为治疗脾胃气虚证的基础方 ｜ 23

四物汤为补血调经的基础方 ｜ 26

当归补血汤为补气生血之基础方 ｜ 29

六味地黄丸为治疗肝肾阴虚的基础方 ｜ 31

二陈汤为燥湿化痰基础方 ｜ 34

平胃散为治疗湿滞脾胃证的基础方 ｜ 37

真武汤为温阳利水的基础方 ｜ 40

贰

从中医方剂学中的代表方论"治出有法"

逍遥散为疏肝健脾的代表方 ｜ 43

半夏泻心汤是体现调和寒热、辛开苦降的

　　代表方 ｜ 47

补中益气汤为补气升阳、甘温除热的

　　代表方 ｜ 52

越鞠丸是主治气血痰火湿食"六郁"的

　　代表方 ｜ 56

补阳还五汤是益气活血的代表方 ｜ 58

杏苏散为清宣凉燥的代表方 ｜ 62

苓桂术甘汤为治疗中阳不足痰饮病之

　　代表方 ｜ 63

叁

从中医方剂学中的常用方论"方出有名"与"方理要明"

小青龙汤是治疗外感风寒、寒饮内停喘咳的

　　常用方 ｜ 67

银翘散是治疗风热表证的常用方 ｜ 71

桑菊饮为主治风热犯肺咳嗽的

　　常用方 ｜ 73

痛泻要方为治疗肝脾不和痛泻的

　　常用方 ｜ 75

竹叶石膏汤为治疗热病后期余热未清、气阴

　　耗伤的常用方 ｜ 77

犀角地黄汤是治疗温热病热入血分证的

　　常用方 ｜ 80

导赤散为治心经火热证常用方 | 82

龙胆泻肝汤为治肝胆实火上炎、湿热下注的

常用方 | 85

泻白散是治疗肺热喘咳的常用方 | 88

清胃散为治疗胃火牙痛的常用方 | 90

玉女煎是治疗胃热阴虚牙痛的常用方 | 92

当归六黄汤是治疗阴虚火旺盗汗的

常用方 | 95

当归四逆汤是养血温经散寒的常用方 | 97

小建中汤为调和阴阳、柔肝理脾的

常用方 | 100

参苓白术散是治疗脾虚湿盛泄泻的

常用方 | 102

生脉散是治疗气阴两虚的常用方 | 105

玉屏风散为治疗表虚自汗的常用方 | 107

完带汤为治脾虚肝郁湿浊下注的

常用方 | 109

归脾汤是治疗心脾气血两虚的常用方 | 112

一贯煎是治疗阴虚肝郁、肝胃不和所致胁肋

疼痛的常用方 | 116

肾气丸为补肾助阳的常用方 | 119

四神丸为治命门火衰不能暖土所致五更泻或

久泻的常用方 | 122

天王补心丹为治疗心肾阴血亏虚所致神志不

安的常用方 | 125

半夏厚朴汤为治疗情志不畅、痰气互结所致的

　　梅核气常用方　|　127

苏子降气汤为治疗痰涎壅盛、上实下虚之咳喘

　　常用方　|　130

旋覆代赭汤为治疗胃虚痰阻气逆证之

　　常用方　|　132

橘皮竹茹汤为治疗胃虚有热呃逆之

　　常用方　|　135

温经汤为妇科调经的常用方　|　137

生化汤为妇女产后常用方　|　141

川芎茶调散是治疗外感风邪头痛之

　　常用方　|　143

牵正散是治疗风痰阻于头面经络之

　　常用方　|　146

消风散是治疗风疹、湿疹的常用方　|　148

羚角钩藤汤是治疗肝经热盛动风的

　　常用方　|　151

镇肝熄风汤是治疗类中风之常用方　|　153

天麻钩藤饮是治疗肝阳偏亢、肝风上扰的

　　常用方　|　156

桑杏汤为治疗温燥伤肺的常用方　|　158

麦门冬汤为治疗肺胃阴虚、气机上逆所致

　　咳嗽或呕吐的常用方　|　161

益胃汤为滋养胃阴的常用方　|　164

百合固金汤为治疗肺肾阴虚、虚火上炎而

致咳嗽痰血的常用方 | 165

八正散为主治湿热淋证之常用方 | 168

防己黄芪汤是治疗风湿、风水属表虚证的
常用方 | 170

独活寄生汤为治疗久痹而致肝肾两虚、气
血不足之常用方 | 173

温胆汤为治疗胆郁痰扰所致不眠、惊悸、
呕吐以及眩晕、癫痫的常用方 | 175

小陷胸汤为治疗痰热结胸的常用方 | 179

三子养亲汤为治疗痰壅气逆食滞证的
常用方 | 180

半夏白术天麻汤为治疗风痰眩晕、头痛的
常用方 | 183

肆

从中医系列方剂
中论"证出有辨"

麻黄剂的加减变化系列方 | 186

桂枝剂的加减联想系列方 | 198

柴胡剂的加减拓展系列方 | 219

茯苓剂的加减思维系列方 | 241

二陈剂的加减导向系列方 | 267

四君剂的加减化裁系列方 | 283

四物剂的加减内涵系列方 | 303

六味剂的加减演化系列方 | 315

参考书目 | 335

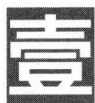

壹 从中医方剂学中的基础方论"药出有理"与"四效"关系

麻黄汤为治疗外感风寒表实证的基础方

　　麻黄汤为治疗外感风寒表实证的基础方，为辛温解表剂的首选方，为辛温发汗之峻剂。柯琴指出："此乃纯阳之剂，过于发散，如单刀直入之将，投之恰当，一战成功。不当则不戢而召祸。故用之发表，可一而不可再。"对于本方我们可以分析其中的"四效"关系。

麻黄汤（《伤寒论》）			
麻黄9g	桂枝6g	杏仁6g	炙甘草3g

功用：发汗解表，宣肺平喘。

主治：外感风寒表实证，恶寒发热，头身疼痛，无汗而喘，舌苔薄白，脉浮紧。

　　现代常用于治疗感冒、流行性感冒、急性支气管炎、支气管哮喘等属风寒表实证者。

药效关系

1. 病因病机

风寒之邪外袭肌表，卫阳被遏，腠理闭塞，营阴郁滞，经脉不通，故见恶寒、发热、无汗、头身痛。

肺主气，属卫，外合皮毛，寒邪外束于表，肺气失宣，肃降失职，则上逆为喘；风寒袭表则舌苔薄白，脉浮紧。

2. 结构特点

君——麻黄，味苦、辛，性温，归肺、膀胱二经，善开腠发汗，祛在表之风寒；宣肺平喘，开闭郁之肺气。

臣——桂枝，透达营卫，解肌发表，温通经脉。

佐——炙甘草、杏仁，调和麻黄、桂枝之宣降，又能缓和麻黄、桂枝相合之峻烈，使汗出不致过猛而耗伤正气。

3. 配伍特点

麻黄配桂枝——桂枝助麻黄解表，使发汗劲倍增，又畅行营阴，使疼痛得解。

杏仁配麻黄——杏仁降利肺气，与麻黄相伍，一宣一降，以恢复肺气之宣降，加强宣肺平喘之功。

甘草配麻黄、杏仁——调和麻黄、杏仁之宣降。

甘草配麻黄、桂枝——缓和麻黄、桂枝相合之峻烈，以免使汗出过猛而耗伤正气。

总之本方配伍特点有两点：其一为麻黄、桂枝相须，发卫气之闭以开腠理，透营分之郁以畅营阴，则发汗解表之功益彰；其二为麻黄、杏仁相使，宣降相因，则宣肺平喘之效甚著。

量效关系

本方重用麻黄9g，而桂枝只有6g，重解表发汗。桂枝解肌发表，温通经脉，能助麻黄解表，使发汗力倍增，且能透达营卫。

炮效关系

生麻黄发汗解表力大，炙麻黄发汗力小而平喘止咳效果较好。本方证无汗、喘咳皆见，方以解表发汗为主，故重用生麻黄。

方中使用炙甘草调和诸药，而非生甘草清热解毒。

煎效关系

本方煎服法：先煮麻黄去上沫，纳诸药，覆取微似汗，不须啜粥，余如桂枝法将息。

按语

临床上使用麻黄汤较少。在麻黄加术汤、大青龙汤中，麻黄的用量都大于桂枝，而小青龙汤中麻黄、桂枝是等量的，这说明其用量多少取决于需要何种程度的发汗解表之力。切不可在一方中同时使用麻黄、桂枝而忽视量效关系。

桂枝汤为治疗外感风寒表虚证的基础方

桂枝汤为治疗外感风寒表虚证的基础方，又是调和营卫、调和阴阳治法的代表方。柯琴在《伤寒附翼》中赞桂枝汤"为仲景群方之冠，乃滋阴和阳、调和营卫、解肌发汗之总方也"。此方亦充分体现出"四效"关系。

桂枝汤（《伤寒论》）

桂枝9g　　　芍药9g　　　炙甘草6g　　　生姜9g

大枣3枚

功用：解肌发表，调和营卫。

主治：恶风，发热，汗出头痛，鼻鸣干呕，苔白不渴，脉浮缓或浮弱。

现代常用此方治疗感冒、流行性感冒、低热、多形红斑、荨麻疹等。

药效关系

1. 病因病机

本方证因外感风邪所致，风性开泄，卫气失固，营阴不能内守，故恶风发热，汗出头痛，脉浮缓。

2. 结构特点

君——桂枝，助卫阳，通经络，解肌发表而祛在表之风邪。

臣——芍药，益阴敛营，敛固外泄之营阴。

佐——大枣，甘平，既能益气补中，又能滋脾生津；生姜，辛温，既助桂枝辛散表邪，又和胃止呕。

使——炙甘草，调和诸药。

3. 配伍特点

桂枝配芍药——针对营弱，体现营卫同治，邪正相顾。相辅相成，桂枝得芍药使汗而有源，芍药得桂枝则滋而能化；相制相成，散中有收，汗中寓补。

桂枝配甘草——辛甘化阳以实卫。

芍药配甘草——酸甘化阴以和营。

大枣配甘草——调和营卫，益气和营。

桂枝配生姜——生姜辛温，既助桂枝辛散表邪，又兼和胃止呕。

大枣配生姜——补脾和胃，是调和营卫的常用组合。

4. 治法特点

结构严谨——君、臣、佐、使结构严谨，六组对药配伍合理。

发中有补——桂枝发汗，大枣、甘草补气和营。

散中有收——桂枝发散，芍药敛收。

邪正兼顾——桂枝祛邪，大枣、甘草扶正。

阴阳并调——桂枝助卫阳，芍药益阴敛营。

5. 功用特点

滋阴和阳——桂枝与芍药。

调和营卫——桂枝与芍药，生姜与大枣。

解肌发汗——桂枝。

总之，本方证之自汗是由风寒外袭，卫阳不固，营阴失守，津液外泄所致。桂枝汤虽曰"发汗"，实寓解肌发表与调和营卫双重用意，外邪去而肌表固密，营卫和则津不外泄。

量效关系

方用桂枝与芍药等量，如桂枝汤，重在解肌发表，调和营卫。

方用桂枝二、芍药一，如桂枝加桂汤，重在温通心阳，平冲降逆。

方用桂枝一、芍药二，如桂枝加芍药汤，重在温脾和中，缓急止痛。

由此可知，一旦改变了桂枝与芍药用量比例关系，其主治亦有所改变。

炮效关系

本方药物组成中的芍药应视为生白芍，因为生白芍具有养阴补血、柔肝敛阴和阳之功。如用酒白芍则不对，酒白芍有和中缓急之效。用赤芍就更错了。古代白芍与赤芍是不分的，后来才分为白芍和赤芍。赤芍偏于行血散瘀，泻肝火，散而不补，与白芍的补而不散正相反。方中用的甘草是炙甘草而非生甘草，生甘草偏于清热解毒。

煎效关系

本方突出的特点是煎服法："服已须臾，啜热稀粥一升余，以助药力，温覆令一时许，遍身漐漐，微似有汗者益佳，不可令如水流漓，病必不除。若一服，汗出病瘥，停后服，不必尽剂；若不汗，更服依前法……"此语充分阐明煎效关系。但本方煎煮时间应短，不可加大剂量或用剂过多，否则将失去发汗之作用，疗效差矣。

按语

临床上高老师曾几度使用桂枝汤治疗诸症，发现如使用桂枝汤治疗风寒头痛，未按煎服法服用，虽有微效，但不能尽除，后按《伤寒论》桂枝汤煎服法用之，风寒头痛，两剂顿愈。由此可知读书不谋其细，轻易临证处方，往往其效难奏。

麻黄杏仁甘草石膏汤为治疗表邪未解、邪热壅肺之喘咳的基础方

麻杏石甘汤为治疗表邪未解、邪热壅肺之喘咳的基础方。本方由麻黄汤加减变化而成，配伍严谨，用量亦值得揣摩，颇能体现"四效"关系，应用心体会。

麻黄杏仁甘草石膏汤（麻杏石甘汤，《伤寒论》）			
麻黄9g	杏仁9g	炙甘草6g	生石膏18g

功用：辛凉解表，清肺平喘。

主治：外感风邪、邪热壅肺证，身热不解，咳逆气急，甚则鼻扇，口渴有汗或无汗，舌红苔白或黄，脉滑而数。

现代常用本方治疗证属热邪壅肺的感冒、上呼吸道感染、急性支气管炎、支气管肺炎、大叶性肺炎、支气管哮喘等病。

药效关系

1. 病因病机

①风热袭表，表邪不解而入里，或风寒之邪郁而化热入里，邪热充斥内外，故身热不解、汗出，口渴、苔黄、脉数。②热壅于肺，肺失宣降，故咳逆气急，甚则鼻扇。③表邪未尽，可因卫气被郁，毛窍闭塞而无汗，苔薄白，脉浮。

2. 结构特点

君——麻黄，辛温，开宣肺气以平喘，开腠解表以散邪；石

膏，辛甘大寒，清泄肺热以生津，辛散解肌以透邪。

臣——杏仁，味苦，降利肺气而平喘咳。

佐使——炙甘草，益气和中。

3. 配伍特点

石膏配麻黄——麻黄，辛温，以宣肺为主；石膏，辛寒，以清肺为主。二药均能透邪于外，合用则相反之中寓有相辅之意，既消除致病之因，又调理肺的宣发功能。石膏倍于麻黄，麻黄得石膏则宣肺平喘不助热，石膏得麻黄则清解肺热而不凉遏，相制为用。

杏仁配麻黄——宣降相因。

杏仁配石膏——清肃协同。

甘草配石膏——相合生津止渴，调和寒温、宣降之间。

4. 治法特点

①解表与清肺并用，以清为主，麻黄解表，石膏清肺。

②宣肺与降气相合，以宣为主，麻黄宣肺，杏仁降气。

③配伍严谨，药只四味，君臣佐使俱全，结构合理。

量效关系

本方配伍量比特点，主要是石膏倍于麻黄，使本方不失为辛凉之剂。目前临床上个别医者加大石膏用量至30g，此配比不符合本方以麻黄与石膏相制为用的初衷，且石膏量大，有碍麻黄宣肺解表之功。在越婢汤中，麻黄与石膏之用量比为3∶4，仍不失此意。

炮效关系

本方的麻黄一般应使用生麻黄，发汗解表力大；如果使用炙麻黄，则发汗力较小而平喘止咳效果好。使用杏仁应去皮。石膏为生石膏，熟石膏多为外科所用。

煎效关系

本方煎服法指示，先煎麻黄，去上沫，再纳诸药。实际上按现代规范生石膏应先煎20～30分钟，再煎诸药。

按语

麻杏石甘汤用途较广，高老师在原顺义县医院中医科出门诊，曾遇一患者有咳喘证，症见身热发汗，咳喘，欲服中药，求诊。依其脉滑数，舌质红，苔黄，诊为肺热咳喘证，予麻杏石甘汤治疗。患者服3剂后，虽有效但本病不除。高老师细品此方，使用炙麻黄，虽对咳喘有效，但发汗力弱，二诊改用生麻黄，3剂而愈。此例对高老师教育极深，生、炙麻黄作用有别，此乃炮效关系，验之有得。

小柴胡汤为治疗伤寒少阳证的基础方

小柴胡汤系中医名方之一，此方既是治疗伤寒少阳证的基础方，又是和解少阳的代表方。

小柴胡汤（《伤寒论》）			
柴胡24g	黄芩9g	人参9g	炙甘草9g
法半夏9g	生姜9g	大枣4枚	

功用：和解少阳。

主治：伤寒少阳证，往来寒热，胸胁苦满，默默不欲饮食，心烦喜呕，口苦，咽干，目眩，舌苔薄白，脉弦者。妇人伤寒，经水适断，热入血室，寒热发作有时。

现代常用于证属邪踞少阳、胆胃不和的感冒、流感、疟疾、慢性肝炎、肝硬化、慢性胆囊炎、胆结石、急性胰腺炎、胸膜炎、急性乳腺炎等。

药效关系

1. 病因病机

少阳经脉循胸布胁，位于太阳、阳明表里之间。

①往来寒热——伤寒邪犯少阳，邪正相争，正胜欲拒邪出于表则热，邪胜欲入里并于阴则寒。

②胸胁苦满——邪在少阳，经气不利，郁而化热，胆火上炎。

③默默不欲饮食，饮食而喜呕——胆热犯胃，胃失和降，气逆于上。

④口苦、咽干、目眩——郁而化热，胆火上炎。

临床只要抓住四者中的一二主症便可用本方治疗，不必待其证候悉具。正如《伤寒论》所说"伤寒中风有柴胡证，但见一证便是，不必悉具"。切勿因口苦、咽干、目眩等症之一而用之，此虽属少阳经之提纲症，但临床用之效甚微。

2. 结构特点

君——柴胡，苦平，入肝胆经，透泄少阳之邪，疏泄气机之郁滞，使少阳半表之邪得以疏散。

臣——黄芩，苦寒，清泄少阳半里之热。

佐——半夏、生姜，和胃降逆止呕；人参、大枣，益气健脾。一者取其扶正以祛邪，一者取其益气御邪内传。

使——炙甘草，助人参、大枣扶正，且能调和诸药。

3. 配伍特点

①柴胡配黄芩——柴胡之升散，得黄芩之降泄，两者相配是和解少阳的基本结构。

②半夏配生姜——和胃降逆止呕，生姜又能制约半夏之毒性。

③人参配大枣——益气健脾，人参补气较峻，大枣补气较缓，以缓人参峻猛之性。

④大枣配甘草——炙甘草助人参、大枣扶正且能调和诸药。

4. 治法特点

和解少阳为主，兼补胃气：

①清透相须——柴胡、黄芩升散。

②枢利得解——半夏降逆止呕，以疏利气机。

③胃气调和——人参、大枣、炙甘草，益气和胃。

④扶正祛邪——人参、大枣、炙甘草扶正，柴胡、黄芩则祛邪，清透相须。

量效关系

本方柴胡用量较大，为24g，它与黄芩（9g）的用量比例为8∶3，但在临床应用时寒热并重方可用此量，如果热重时黄芩的量可以加大。本方柴胡、黄芩配比之所以如此，是以和解少阳祛邪为主。

方中人参、炙甘草、生姜均为9g，此乃扶正为要，如果里热重又有食积，用量应减少。

炮效关系

本方中之柴胡指生北柴胡，用以退热、解少阳经的实热，而醋柴胡用于疏肝理气，酒柴胡用于升举阳气，三者不能混淆。方中使用炙甘草益气扶正，调和诸药。

煎效关系

本方在煎服法中"去滓再煎"，目的是使药性更为醇和，药汤之量更少，减少了汤液对胃的刺激，避免停饮致呕。

小柴胡汤为和剂，一般服药后不经汗出而缓解，但也有药后得汗而愈者，这是正复邪却，胃气调和所致。正如《伤寒论》所说："上焦得通，津液得下，胃气因和，身濈然汗出而解。"若少阳经病损伤正气或患者素体正气不足，服用本方，亦可见到先寒战后发热而汗出的"战汗"现象，属正胜邪却之征。

按语

高老师自述，曾在临床上每见口苦、咽干、头晕，便使用小柴胡汤治疗，误认为此是少阳提纲症，用之必效，然非也。再学小柴胡汤证，悟到寒热往来、胸胁苦满、默默不欲饮食、心烦喜呕，但见四症之一，不必悉具，即可用小柴胡汤，才是正宗。以后再辨小柴胡证，皆遵此教。

白虎汤为治疗阳明气分证的基础方

白虎汤是治疗阳明热盛的基础方。本方原为治疗阳明证的主方，后世温病学家又以此为治气分热盛的代表方剂，凡伤寒内传阳明之经或温邪由卫及气，皆能出现本方证。本方药味少，但亦体现出"四效"关系。

白虎汤（《伤寒论》）			
石膏50g	知母18g	炙甘草6g	粳米9g

功用：清热生津。

主治：气分热盛证，壮热面赤，烦渴引饮，汗出恶热，脉洪大有力。

现代多用于属气分热盛的感染性疾病，如大叶性肺炎、流行性乙型脑炎、流行性出血热、糖尿病合并感染等。

药效关系

1. 证候特点

①大热——里热炽盛，故壮热不恶寒。

②大汗出——里热蒸腾，逼津外出则汗出。

③大渴——胃热津伤，故烦渴引饮。

④脉洪大——热盛于经脉。

2. 结构特点

君——生石膏，辛甘大寒，入肺、胃二经，功善清解，以除阳明气分之热。

臣——知母，味苦、性寒、质润，滋阴润燥救已伤之阴津。

佐——粳米，益胃生津，亦可防大寒伤中之弊。

使——炙甘草，调和诸药。

3. 配伍特点

石膏配知母——知母助石膏清肺胃之热，相须为用，可增清热生津之效。

甘草配粳米——益胃生津。

此四药相配，共奏清热生津、止渴除烦之效，使热清津复，诸症自解。气分热盛，但未致阳明腑实，故不宜攻下，热盛伤津，又不能苦寒直折，唯以清热生津为佳。

量效关系

本方重在清热，故石膏用量较大，达50g。这与大青龙汤和其他方剂中的石膏用量相比，差异较大。

> 白虎汤——石膏50g，功在清热生津
> 大青龙汤——石膏12g，功在发汗解表兼清里热
> 越婢汤——石膏20g，功在发汗利水
> 麻杏石甘汤——石膏18g，功在辛凉疏表，清肺平喘

方剂中一味药的量变能够导致质变，所以一定要遵循用量标准，才能达到药效。

临床上应用白虎汤治疗"四大症"时，切勿忘了其他症状。如果其脉比较无力，且见恶风、背微恶寒，此仍有虚象，这时就要用白虎加人参汤了。否则虽不用人参也可见效，但必然产生其他症状，如所谓"始为热中，继为寒中"。

炮效关系

本方所用生石膏和生知母，切不可改用熟知母或盐知母，因为盐知母是下行入肾，泻下焦无根之火的。当然本方甘草为炙甘草，能益气、调和诸药。本方用粳米而非糯米，如无粳米可用生山药代替。

煎效关系

本方按原用法煎煮"米熟汤成",即粳米要煮熟,按现代煎法生石膏应先煎30分钟,此方煎煮后应顿服,虽言"日三服",但热退后不必再服,而白虎汤加人参汤则是"日三服"。

此方立夏以后、立秋前仍可服,上了年纪的人不可与服之,立秋后不可服。农历正月、二月、三月春寒料峭,气温还偏低,也不可以服用。若误服以后就可见呕吐、下利、腹痛,对于虚寒者也不可用之。

按语

此方高老师在临床上用之不多,依方证辨解明示,用此方注意气虚多以白虎加人参汤治之。

四逆散为疏肝理脾的基础方

四逆散为疏肝理脾的基础方。柴胡疏肝散和枳实芍药散都由此方加减变化而成。临床上属于和解剂。

四逆散(《伤寒论》)			
炙甘草6g	枳实6g	柴胡6g	芍药6g

功用:透邪解郁,疏肝理脾。

主治:阳郁厥逆证,手足不温;肝脾气郁证,胁肋胀闷,脘腹疼痛,脉弦。

现代常用此方治疗证属肝胆气郁的慢性肝炎、胆囊炎、胆石症、肋间神经痛、胃溃疡、胃炎、胃神经症、急性乳腺炎等。

药效关系

1. 病因病机

本方证缘于外邪传经入里，气机为之郁遏不得疏泄，导致阳气内郁。

四逆证——阳气内郁，不能达四末，而见手足不温。

气郁证——肝脾气郁，气机阻遏。

2. 结构特点

君——柴胡，入肝、胆经，生发阳气，疏肝解郁，透邪外出。

臣——白芍，敛阴养血柔肝。

佐——枳实，理气解郁，清热破结。

使——炙甘草，调和诸药，益脾和中。

此种"四逆"与阳衰阴盛的四肢厥逆有本质的区别，李中梓云："此证虽云四逆，必不甚冷，或指头微温，或脉不沉微，乃阴中涵阳之证，此惟气不宣通，乃为逆冷。"又云："故以柴胡凉表，芍药清中。此本肝胆之剂，而少阴用之者，为水木同元也。以枳实利七冲之门，以甘草和三焦之气，即气机宣通，而四逆可痊已。"

3. 组方特点

柴胡配芍药——补养肝血，调达肝气，可使柴胡升散而无耗伤阴血之弊。

柴胡配枳实——柴胡升，枳实降，一升一降加强舒畅气机之功，并奏升清降浊之效。

枳实配芍药——理气和血，使气血调和。

柴胡配甘草——辛散而不耗气，甘补而不壅滞，散中有补，补中有行。

4. 治法特点

透邪解郁——柴胡与芍药，透邪解郁之效显，邪气郁解，气血调畅，清阳得伸。

疏肝理脾——枳实与柴胡，疏肝理气为要，四逆自愈。

量效关系

本方用药只有四味，药量均衡，相须为用，药效平衡。

炮效关系

本方所用柴胡是北柴胡，但使用北柴胡要注意，叶天士说"柴胡劫肝阴，葛根竭胃汁"，说明了柴胡的危害性。所以一个药的特点、效用所在也正是它的缺点所在，用药来治病是以偏治偏。用对了就有好处，而越是作用强烈的药，用错了危害就越大，顷刻之间就会见到危害。柴胡是升散的，肝本身藏血而寓相火，体阴而用阳，疏肝用柴胡是对的，若用于升阳则不可用之太过。

当然方中用的炙甘草、炒枳实、白芍药均为炮制之品。

煎效关系

原著方在煎服法中用白饮（米汤）和服，亦取中气和则阴阳之气自相顺接之意。

按语

高老师自述，初学医，在临床见一女患者手足寒凉便误以为四逆散证，投以四逆散治之不效。后来知手足厥逆有三：手足厥寒，拂之不凉，伴胁胀才是此证；手足厥逆，止于腕踝，为当归四逆汤证；手足厥寒，在肘膝以下，多为四逆汤证。临床上手足寒凉者四逆汤证居多，高老师使用当归四逆汤治之多效。

大承气汤为治疗阳明腑实证的基础方

大承气汤是治疗阳明腑实证的基础方，也是主方，为中医名方之一，属峻下剂，本方体现了明显的"四效"关系。

大承气汤（《伤寒论》）			
大黄12g	厚朴24g	枳实12g	芒硝9g

功用：峻下热结。

主治：阳明腑实证，大便不通，脘腹胀满，腹痛拒按，舌苔黄燥起刺，脉沉实；热结旁流证，下利清水，臭秽，脐腹疼痛，按之坚硬有块，口干舌燥，脉滑实。

现代常用本方治疗急性单纯性肠梗阻、蛔虫性肠梗阻、急性胆囊炎、急性胰腺炎、幽门梗阻以及某些热性病发作过程中出现的高热、谵语等。

药效关系

1. 证候特点

痞——自觉胸脘闷塞不通,有压重感。

满——脘腹胀满,按之有抵抗感。

燥——肠中燥屎干结不下。

实——实热内结,腹痛拒按,大便不通,或下利清水而腹痛不减,以及潮热、谵语、脉实等。

坚——大便坚硬。

2. 结构特点

君——大黄,苦寒通降,泄热通便,荡涤胃肠实热积滞。

臣——芒硝,咸寒润降,泄热通便,软坚润燥以降燥结。

佐——厚朴,下气除满。

使——枳实,行气消痞。

3. 配伍特点

大黄配芒硝——相须为用,泻下之功益峻。

厚朴配枳实——合而用之,既能消除痞满,又使胃肠之气机通降下行以助泻下通便。

量效关系

本方重用厚朴24g意在下气除满,与之相配的大黄、枳实各为12g,是厚朴用量的1/2,三者相配以峻下热结。然小承气汤却不同,枳实9g、厚朴6g、大黄12g,方中厚朴是大黄用量的1/2,因而它适合阳明腑实轻证。厚朴三物汤也用这三味药,又改变了这三味药的比例关系,用厚朴24g、枳实15g、大黄12g,治疗气滞便秘实证。

大承气汤——大黄12g，厚朴24g，枳实12g，芒硝9g，主治阳明腑实证
小承气汤——大黄12g，枳实9g，厚朴6g，主治阳明腑实轻证
厚朴三物汤——厚朴24g，枳实15g，大黄12g，主治气滞便秘实证

　　由此可见，在不同的方剂中，用同样的药但用量比例发生变化，则主治亦不同。

炮效关系

　　严格地讲大承气汤中应当用酒洗大黄和姜厚朴、炒枳实。酒洗大黄峻下之力较强。

煎效关系

　　本方要求应先煎枳实与厚朴，后下大黄，后下则泻之力峻，久煎则泻下之力缓。正如《伤寒来苏集》所说："生者气锐而先行，熟者气纯而和缓。"芒硝粉剂溶于药液。大承气汤、小承气汤、调胃承气汤、复方大承气汤中都有大黄，然大承气汤与复方大承气汤之大黄为后下，而小承气汤与调胃承气汤之大黄与诸药同煎。

按语

　　高老师之父生前在原顺义县医院中医科治一肠梗阻患者。患者曾某，当时在顺义县木林卫生院从事中医临床工作，因突患肠梗阻来院治疗。高老师之父用中药保守治疗，治愈后该患者索要处方，以便学习，查之方知其运用"天地人"三才承气汤治疗。此亦可知，治疗肠梗阻亦可扶正祛邪并用、润泻相须，其效可赞。

理中丸为治疗中焦脾胃虚寒的基础方

理中丸是治疗中焦脾胃虚寒的基础方，是丸剂，也是汤剂。《伤寒论》里称为"理中丸"，《金匮要略》里称为"人参汤"，药没有变化，但一个做丸药吃，一个是熬汤喝，两者的君药就有所区别。本方可看作四君子汤去茯苓加干姜而成。此方由四味药组成。

理中丸（《伤寒论》）

人参9g	干姜9g	炙甘草9g	白术9g

功用：温中散寒，补气健脾。

主治：脾胃虚寒证，脘腹绵绵作痛，喜温喜按，呕吐、大便稀溏，脘痞食少，畏寒肢冷，口不渴，舌淡苔白润，脉沉细或沉迟无力；阳虚失血证，便血，吐血，衄血或崩漏等，血色暗淡，质清稀；脾胃虚寒所致的胸痹，或病后多涎唾，或小儿慢惊等。

现代常用于证属脾胃虚寒的急性胃肠炎、慢性胃肠炎、胃及十二指肠溃疡、胃痉挛、胃下垂、胃扩张、慢性结肠炎等。

药效关系

1. 病因病机

中阳虚寒，寒从中生，阳虚失治，寒性凝滞故畏寒肢冷，脘腹绵绵作痛，喜温喜按；脾主运化而升清，胃主受纳而降浊，脾胃虚寒运化升降失常故脘痞食少，呕吐、便溏，舌淡，苔白润，口不渴，脉沉细或沉迟无力。

2. 结构特点

君——干姜，大辛大热，温脾阳，祛寒邪，扶阳益阴。

臣——人参，甘温，补气健脾。

佐——白术，健脾燥湿。

使——炙甘草，调和药性。

3. 配伍特点

人参配白术——人参益气健脾，白术健脾以益气，二者为用，有利于气血生化旺盛。

人参配干姜——人参温补中气，干姜温中散寒，二者相须为用，是治疗上、中、下三焦阳气虚的最佳对药。

人参配炙甘草——二者均有益气作用，二者互为作用，既能扶正又能祛邪。

白术配干姜——白术健脾燥湿，干姜行散温通，二者相配，阳气得复，寒气得去。

干姜配炙甘草——二者为用，益气之中有温阳，温阳之中有益气。

综观全方，温补并用，以温为主，温中阳，益脾气，助运化，故曰"理中"。

量效关系

本方炙甘草与诸药等量寓意有三：①合人参、白术以助益气健脾；②缓急止痛；③调和诸药。

理中丸与理中汤（人参汤）虽然药味和剂量都相同，但君药不同，其功用有别，前者以温阳为主，后者以补为主。理中丸由干姜9g、人参9g、白术9g、炙甘草9g组成，方中以干姜为君，以温为主；理中汤由人参9g、炙甘草9g、干姜9g、白术9g组成，方中以人参为君，温理中阳，以补为主。

炮效关系

本方白术未标明用生白术还是炒白术。但以补脾而言，当用生白术，炒白术则健脾燥湿。

煎效关系

原著煎服法：制理中丸，炼蜜为丸，每日服3～4次；而改为汤剂则服汤后，如食顷，饮热粥，微自温，勿发揭衣被。

总之，综观本方，治病虽多，究其病机，总属中焦虚寒，可以异病同治。本方在《金匮要略》中作汤剂称"人参汤"，《伤寒论》对理中丸的说明中亦有"然不及汤"四字，盖汤剂较丸剂作用力强而迅速，临床可视病情之缓急选择使用剂型。

按语

高老师素不喜用辛热之品，故在使用附子理中丸时，一般附子只用6～10g。但在泰国治一女性患者身内冷如冰，使用本方附子由10g一直加至40g方效。由此可知，以热药治里寒较重之证，用药量少恐难以奏效，此乃教训也，亦以知量效关系也。

四君子汤为治疗脾胃气虚证的基础方

四君子汤是治疗脾胃气虚证的基础方。后世众多补脾益气方剂多从此方衍化而来。四君子汤用药很简单，由人参、白术、茯苓、炙甘草组成，它能益气健脾，通过益气健脾就能够使人体的运化功能、生化功能得到加强，得以恢复。药虽简单，在临床也讲究"四效"关系。

四君子汤（《太平惠民和剂局方》）

人参9g	白术9g	茯苓9g	炙甘草6g

功用：益气健脾。

主治：脾胃气虚证，面色萎白，语言低微，食少便溏，舌淡苔白，脉虚弱。

药效关系

1. 病因病机

脾胃气虚、受纳与健运乏力则饮食减少；湿浊内生，故大便溏薄；脾主肌肉，脾胃气虚，四肢肌肉无所禀受，故四肢乏力；气血生化不足，不荣于面，而面色萎白；脾为肺之母，脾胃一虚，肺气先绝，故见气短，语言低微；气虚则舌淡苔白，脉虚弱。

治疗补益脾胃之气，以复其运化受纳之功。

2. 结构特点

君——人参，甘温益气，健脾养胃。

臣——白术，苦温，健脾燥湿，加强益气助运之力。

佐——茯苓，甘淡，健脾渗湿。

使——炙甘草，益气和中，调和诸药。

3. 配伍特点

人参配白术——人参益气以健脾，白术健脾以益气，二药相互为用，增强益气健脾作用。

人参配甘草——人参与甘草具有益气作用，二者相互为用，既能益正，又能治邪。

白术配茯苓——二者相配，能增强健脾燥湿之功，另外方中用茯苓可以达到"补气防壅"之效。

量效关系

本方原为四药等量，现炙甘草改用6g，以达到调和诸药之目的，亦可防补气太过之弊。

炮效关系

本方之白术应生用以发挥其补脾作用使气血生化有源，如果为健脾化湿亦可使用麸炒白术。

煎效关系

本方按常规煎服，但原著用法中指出：口服不拘时候；入盐少许，白汤点亦得。

按语

四君子汤医者用之较多，此方原方所用人参，临床多用党参代替，用之效不显。高老师在临床上使用此方治疗气虚证，改用生晒参治疗效果甚佳。有一患者因气虚之证，曾服用此方使用党参50g加炙黄芪30g，但仍效不显，特来求诊，高老师遵前方去党参加用生晒参10g。复诊，患者甚喜，诉药后气短明显好转。由此可知，生晒参之力大于党参，此乃药效关系之实证。

四物汤为补血调经的基础方

四物汤是补血调经的基础方，也是一首补血的主方，它的作用是补血和营，治疗血虚营滞（虚中有滞），也是妇科调经的基本方剂。

四物汤（《仙授理伤续断秘方》）			
酒当归9g	川芎6g	白芍9g	熟地黄12g

功用：补血调血。

主治：营血虚滞证，头晕目眩，心悸失眠，面色无华，妇人月经不调、量少或经闭不行，脐腹作痛，甚或瘕块硬结，舌淡，口唇、爪甲色淡，脉弦细或细涩。

现代常用本方治疗证属营血虚滞的妇女月经不调、胎产疾病等。

药效关系

1. 病因病机

本方证由营血亏虚、血虚不畅、冲任虚损所致。血虚与心、肝两脏关系较为密切：肝藏血，血虚则肝失所养，无以上荣，故头晕目眩；心主血、藏神，血虚心神失养，故心悸失眠；营血亏虚，则面部、唇舌、爪甲等失于濡养，故面色无华；冲为血海，任主胞胎，冲任虚损，肝血不足，加之血行不畅，则月经量少、色淡，或前或后，甚或经闭不行；血虚则血脉无以充盈，血行不畅而致血瘀，可见脐腹疼痛，甚或癥块硬结；营血亏虚，血行不畅，则脉细涩或细弦。

治宜以补养营血为主，辅以调畅血脉。

2. 结构特点

君——熟地黄，性温味厚质润，入肝、肾经，长于滋养阴血，补肾填精，为补血要药。

臣——当归，性温，归肝、心、脾经，为补血良药，亦具活血作用，且为养血调经要药。

佐——白芍，养血益阴；川芎，活血行气。

3. 配伍特点

白芍配川芎——补血之中以使血得气而运行经脉之中，并能调畅经脉，养血荣筋以活血虚血滞。

当归配芍药——当归补血之中有活血，芍药补血之中有收敛。一活一敛，相互为用，以治血虚诸症。

当归配熟地黄——当归补血偏于动，熟地黄补血偏于静，一动一静，动静结合，相互为用，使补而不壅，滋而不腻。

当归配川芎——当归补血活血，以补血为主；川芎行气活血，以活血为主。二者相互为用，既能使血虚得补，又能使血运行于经脉之中。

总之，本方配伍特点是以熟地黄、白芍阴柔补血之品（血中血药）与辛香之当归、川芎（血中气药）相配，动静相宜，补血而不滞血，行血而不伤血，温而不燥，滋而不腻，成为补血调血之良方。

量效关系

本方原著标明当归、白芍、熟地黄、川芎各等分，但在临床上，重用熟地黄12g为君，当归、白芍用9g，川芎则用6g，因为川芎为活血止痛药，其性辛温，善行走窜，为血中气药，走而不守，故在补血剂中少用为好，多用反而使气散。

炮效关系

本方当归为酒当归，酒当归偏于行血活血。方中地黄用的是熟地黄，熟地黄滋阴养血力强；生地黄虽有滋阴生血之力，但善清热凉血。

煎效关系

原著标明，以诸药为粗末，煎，去渣，空腹热服。现代则用常规煎法。

按语

使用四物汤要注意四味药用量的比例关系，有些药用量过重过轻，都对治疗作用有一定影响。

当归补血汤为补气生血之基础方

当归补血汤（《内外伤辨惑论》）

黄芪30g　　　　当归6g

功用：补气生血。

主治：血虚阳浮发热证，肌热而赤，烦渴欲饮，脉洪大而虚，重按无力；亦治妇人经期，产后血虚发热头痛；或疮疡溃后，久不愈合者。

当归补血汤为补气生血之基础方，也是体现李东垣"甘温除热"治法的代表方。

药效关系

1. 病因病机

本方证病机为劳倦内伤，血虚气弱，阳气浮越。

血虚气弱，阴不维阳，故肌热面赤，烦渴引饮，时发时止，渴喜热饮。

血虚气弱，则脉洪大而虚，重按无力为阳气浮越之象，是血虚发热辨证的关键。

2. 结构特点

君——黄芪，味甘，性微温，归脾、肺两经。补中益气，升阳固表。

臣——当归，味甘、辛，性温，归肝、心、脾经。甘温质润，为补血要药。

3. 配伍特点

黄芪配当归——补气生血，益气摄血，固摄浮阳，气血双补。

量效关系

本方重用黄芪，其用量是当归的5倍。

本方证为阴血亏虚，以致阳气欲浮越而散，此时恐一时滋阴补血，固里不及，阳气外亡，故重用黄芪补气而专固肌表，即"有形之血不能速生，无形之气首当急固"之理。

有形之血生于无形之气，故重用黄芪大补脾肺之气，以资化源。配以少量当归养血和营，则浮阳秘敛，阳生阴长，气血生而虚热自退。

炮效关系

本方黄芪应为生黄芪，补气固摄作用更强；当归为酒当归，酒当归偏于行血活血。

煎效关系

以水二盏煎至一盏，去滓，空心或食前温服。

按语

本方临床应用时要注意黄芪和当归的比例，另外此方应饭前服用。

《傅青主女科》治疗年老血崩的加减当归补血汤，即"当归补血汤"加桑叶、三七而成。后岳美中老中医又在本方基础上加白术、白芍，用以治疗妇女功能性子宫出血的崩漏不止和鼻衄、肺痨咳血。

附方：

加减当归补血汤（《傅青主女科》）

当归30g，生黄芪30g，三七9g，桑叶10g。

傅青主言，用此方以止其暂时之漏，实有其功，而不可责其永远之绩者，以补精之味尚少也。服四剂后再增入白术、熟地黄、山药、麦冬、北五味子。

加味当归补血汤（岳美中）

生黄芪30g，当归30g，白芍30g，桑叶30g，白术12g，三七9g。

岳老之方，药少力专，重在补脾统血，以补代固，补而不腻，清而不过。

六味地黄丸为治疗肝肾阴虚的基础方

六味地黄丸是治疗肝肾阴虚的基础方，也是中医名方之一。此方是从肾气丸中减去附子、肉桂而成。从其组方特点分析，也体现出"四效"关系。

六味地黄丸（地黄丸，《小儿药证直诀》）			
熟地黄24g	山茱萸12g	干山药12g	泽泻9g

茯苓9g　　　　牡丹皮9g

功用：滋补肝肾。

主治：肝肾阴虚证，腰膝酸软，头晕目眩，耳鸣耳聋，盗汗遗精，消渴，骨蒸潮热，手足心热，口燥咽干，牙齿动摇，足跟作痛，小便淋沥，以及小儿囟门不合，舌红少苔，脉沉细数。

本方现代常用于证属肾阴虚的慢性肾炎、原发性高血压病、糖尿病、肺结核、肾结核、甲状腺功能亢进症、中心性视网膜炎、子宫出血、更年期综合征。

药效关系

1. 病因病机

肾藏精，为先天之本，肝为藏血之脏，精血可相互转化，肝肾阴血不足，又常可相互影响。腰为肾之府，膝为筋之府，肾主骨生髓，齿为骨之余，肾阴不足则骨髓不充，故腰膝酸软无力，牙齿动摇，小儿囟门不合；脑为髓海，肾阴不足，精不上承或虚热上扰清窍，故耳鸣、耳聋；肾藏精，为封藏之本，肾阴虚则相火内扰精室，故遗精；阴虚生内热，甚则虚火上炎，故骨蒸潮热、消渴、盗汗、小便淋漓，脉沉细数。

治宜以滋补肝肾为主，适当配伍清虚热、泄湿浊之品。

2. 结构特点

君——重用熟地黄，滋阴补肾，填精益髓。

臣——山茱萸，补养肝肾，并能涩精，取"肝肾同源"之意；山药，补益脾阴亦能固肾。

佐使——泽泻，利湿而泄肾浊，并能减熟地之滋腻；茯苓，淡渗利湿，并助山药之健运，与泽泻共泄肾浊，助真阴得复其位；牡丹皮，清泻虚热，并制山茱萸之温涩。

本方配伍最大的特点是"三补""三泻"，肝、脾、肾三脏之阴并补。

3. 配伍特点

熟地黄配泽泻——熟地黄滋阴补肾，泽泻利湿而泄肾浊，并能减熟地黄之滋腻。

山药配茯苓——茯苓淡渗脾湿，并助山药之健运。

山茱萸配牡丹皮——牡丹皮清泻虚热，并制山茱萸之温涩。

山茱萸配山药——二者相配以增强肾气固涩肾精，从而使肾精守藏于内，而不得外溢。

泽泻配茯苓——茯苓渗湿益气，泽泻渗湿，相互为用，既能泄湿又能益气。

山茱萸配熟地黄——山茱萸益肝肾温阳，熟地黄养血益阴，二者配伍以阳中求阴，阴中求阳。

量效关系

熟地黄用量为山茱萸、山药之和，肝、脾、肾三脏之阴并补，以补肾为主。

三补之药用量大于三泻之药，仍是以补为主，无论如何，本方用药须遵循"地八山山四，丹茯泽泻三"之量比。根据现代有关研究，改变本方药物剂量，其作用不如原剂量明显。

炮效关系

方中用熟地黄滋养肝肾，滋阴养血为主，而生地黄则以清热凉血，养阴生精为主，临床上有时用生地黄以滋阴凉血，有时也生熟同用以滋养肾阴并清热。方中用生山药，而在左归丸中却用炒山药。山茱萸亦用制山茱萸。

煎效关系

本方为丸剂，临床多以汤剂使用，应按原剂量水煎服，作用较佳，丸剂可用以善后补益。

按语

六味地黄丸医者用以补益肾阴极多，均按"地八山山四，丹茯泽泻三"用之。如改变用量，三泻大于三补，将改变其方效。有实验证明，改变其处方用药比例，则补阴之效差。高老师用此方亦遵此量比。

二陈汤为燥湿化痰基础方

二陈汤是燥湿化痰的基础方。此方由温胆汤化裁而来，它是一首治疗痰的主要方剂、基本方剂，与四君子汤、四物汤是补气、补血的基本方一样。此方主要由4味主药和2味次药组成。从中可以了解"四效"关系之奥妙。

二陈汤（《太平惠民和剂局方》）

半夏15g　　　　橘红15g　　　　白茯苓9g　　　　炙甘草4.5g

生姜7片　　　　乌梅1个

功用：燥湿化痰，理气和中。

主治：湿痰证，咳嗽痰多，色白易咳出，恶心呕吐，胸膈痞闷，肢体困重，或头眩心悸，舌苔白滑或腻，脉滑。

现代常用本方治疗证属湿痰的慢性支气管炎、慢性胃炎、梅尼埃病、神经性呕吐等。

药效关系

1. 病因病机

本方证多由脾失健运，湿无以化，湿聚成痰，郁积而成。湿痰为病，犯肺致肺失宣降，则咳嗽痰多；痰湿停胃，令胃失和降，则恶心呕吐；痰湿阻于胸膈，气机不畅，则感痞闷不舒；湿痰阻遏清阳，则头晕目眩；痰浊凌心则为心悸。

2. 结构特点

君——半夏，辛温而燥，善燥湿化痰，且又和胃降逆。

臣——橘红，既可理气行滞，又能燥湿化痰。

佐——茯苓，健脾渗湿，渗湿以助化痰之力，健脾以杜生痰之源；生姜，和胃止呕；乌梅，收敛肺气。

使——炙甘草，健脾调中，调和诸药，为使药。

3. 配伍特点

半夏配橘红——等量相合，相辅相成，增强燥湿化痰之力，而且体现"治痰先理气，气顺则痰消"之意；二者皆以陈久者良，而无过燥之弊；二者相配为本方燥湿化痰的基本结构。

橘红配茯苓——针对"痰因气滞"和"脾为生痰之源"而设，故为祛痰剂中理气化痰、健脾渗湿的常用组合。

生姜配半夏——生姜既能制半夏之毒，又能协助半夏化痰降逆和胃止呕。

乌梅配半夏、橘皮——三药相伍，散中亦收，防其燥散伤正之虞。

半夏配茯苓——半夏治湿以燥湿为主，使湿得燥而化；茯苓治湿则以渗湿为主，使湿得渗而泻。二者相互为用，以增强治湿作用。

4. 治法特点

结构严谨——君臣佐使，配伍严谨。

散收相合——乌梅配二陈，散中亦收。

标本兼顾——燥湿理气祛已生之痰，健脾渗湿抑生痰之源。

量效关系

本方半夏与橘红等量相合，且用量较大，均为15g，从而增强化痰之力，体现出"治痰先理气，气顺则痰消"。方中用生姜7片，用量较大，既可制半夏之毒，又能协半夏化痰降逆止呕；且湿痰为阴邪阻湿不化，故用生姜温化其邪。乌梅用量只1个，因本方以燥湿化痰为主，用少量乌梅以防燥散伤正之虞，但不能重用。

炮效关系

本方半夏与橘红为二陈，皆以陈久者为良，因此二药性燥烈，只有陈了以后，才能达到行气祛痰而不伤正之目的。方中橘红即橘皮去白，多用于治咳痰，而陈皮理气开胃作用大于橘红，临床使用应加以区别。

煎效关系

诸药同煎，使其达到药效均衡。热服不拘时候。

按语

高老师素运用二陈汤治疗痰湿证，然用久之后，总觉有所差异，以为乌梅无足轻重，便舍弃不用。后有一患者使用此方后，时觉气短，便加用党参，可气短仍不解，为此加用乌梅1粒治之，其气短方除，此教训极深。还有原方中未使陈皮而是橘红，二者有所区别：陈皮消胀开胃作用大，偏于行气；橘红化痰力量大，痰黏者适用。但二者都以陈久者良。

平胃散为治疗湿滞脾胃证的基础方

平胃散是治疗湿滞脾胃证的基础方，也是临床上常用于治疗里湿的主方、基本方。此方虽药味较少，但仍体现了较强的"四效"关系。

平胃散 (《简要济众方》)

苍术12g	姜厚朴9g	陈橘皮6g	炙甘草3g
生姜2片	大枣2枚		

功用：燥湿运脾，行气和胃。

主治：湿滞脾胃证，脘腹胀满，不思饮食，口淡无味，恶心呕吐，嗳气吞酸，肢体沉重，怠惰嗜卧，常多自利，舌苔白腻而厚，脉缓。

现代常用此方治疗证属湿滞脾胃的慢性胃炎、消化道功能紊乱、胃及十二指肠溃疡等。

药效关系

1. 病因病机

脾为太阴湿土，居中州而主运化，其性喜燥恶湿。湿邪滞于中焦，则脾运不健而气机受阻，故脘腹胀满，食少无味。胃失和降，上逆而呕吐恶心，嗳气吞酸。湿为阴邪，其性重浊黏腻，故使人肢体沉重，怠惰嗜卧。治当以燥湿运脾为重，兼以行气和胃，使气行则湿化。

2. 结构特点

君——苍术，辛香苦温，入中焦燥湿健脾，湿去则脾运有权，脾运则湿邪得化。

臣——厚朴，芳香苦燥，长于行气除满且可化湿。

佐——陈皮，理气和胃，燥湿醒脾。

使——甘草，调和诸药，且能益气健脾和中；生姜、大枣，调和脾胃。

3. 配伍特点

苍术配厚朴——行气以除湿，燥湿以运脾，使滞气得行，湿浊得去。

陈皮配苍术、厚朴——理气和胃，以助苍术、厚朴之力。

生姜配大枣——生姜温散水湿且能和胃降逆，大枣补益中气，两者相配散邪不伤正，补益不恋邪。

大枣配甘草——大枣补脾益气，以助甘草培土制水之功。

量效关系

本方原方苍术、厚朴、陈皮、炙甘草的用量比为4：3：2：1，可知其用意。重用苍术，健脾燥湿；厚朴行气除满，而用量次之；陈皮助苍术、厚朴理气和胃，则应少用；炙甘草调和诸药，亦应量轻。

炮效关系

方中用炒苍术以去其燥烈之性，且能升阳散郁燥湿；用姜厚朴偏于止呕。

煎效关系

本方诸药同煎，充分发挥生姜、大枣和胃降逆，调和诸药的作用。

　　高老师自述在临床上治疗湿滞脾胃证，使用平胃散较多，使用时苍术、陈皮和厚朴常用等量，而不注意药量比例，往往化湿效果不显。后临床一个患者脘腹胀满，不思饮食，舌苔白厚而腻，遂投平胃散加味，湿滞不去，查原方方知苍术用量不到位，故二诊苍术加量后效显。

真武汤为温阳利水的基础方

　　真武汤为温阳利水的基础方，此方相当于理中汤，但本方不用人参而用茯苓，不用干姜而用生姜，其意深远，现谈谈其"四效"关系。

真武汤（《伤寒论》）			
茯苓9g	芍药9g	白术6g	生姜9g
附子9g			

功用：温阳利水。

主治：阳虚水泛证，胃寒肢厥，小便不利，心下悸动不宁，头晕目眩，身体肌肉瞤动，站立不稳，四肢沉重疼痛，浮肿，腰以下为甚，或腹痛泄泻，或咳喘呕逆，舌淡胖边有齿痕，舌苔白滑，脉沉细。

　　现代常用此方治疗证属脾胃阳虚，水湿内停的慢性肾小球肾炎、心源性水肿、甲状腺功能减退、慢性支气管炎、慢性肠炎、肠结核等病。

药效关系

1. 病因病机

水之制在脾，水之主在肾，脾阳虚则湿难运化，肾阳虚则水不化而致水湿内停。肾中阳气虚衰，寒水内停则小便不利；水湿泛溢于四肢则沉重疼痛或肢体浮肿；水湿流于肠间则腹痛下利；水湿上逆肺胃则咳或呕；水气凌心则心悸；水湿中阻清阳不升则头眩；汗之太过耗阴伤阳，阳失温煦，加之水渍筋肉，则身体瞤动，站立不稳。

2. 结构特点

君——附子，辛甘而热，用温肾助阳以化气行水，兼暖脾土，以温运水湿。

臣——茯苓，利水渗湿，使水邪从小便去；白术，健脾燥湿。

佐——生姜，辛温散水；白芍，利小便而行水气，柔肝缓急以止腹痛，敛阴舒筋，防附子燥热伤阴。

3. 配伍特点

附子配白术——附子温阳通经，白术益气健脾，二者同用散寒燥湿，温阳止痛，以治筋肉瞤动，肢体沉重。

附子配茯苓——附子温壮阳气，茯苓渗利水气，二者同用既能使水液得以气化运行，又能使水气湿浊从小便而去，以治阳虚水泛。

白术配茯苓——白术健脾燥湿，茯苓益气渗湿，二者共用既能增强益气作用，又能增强健脾作用，更能增强治湿作用以治脾虚水气。

芍药配白术——芍药敛阴柔肝，白术健脾益气，二者相配使气从血中而生，血得气而化。

芍药配茯苓——芍药收敛阴津，茯苓健脾渗湿，二者相配，茯苓防芍药滋补壅滞，又能益气以化血。

药效关系

本方药只五味，唯白术用量少于其他四味药，其意在于本方以温阳利水为主，而白术性燥恐温燥伤阴，故用量较少；另四味药等量，以发挥白术平衡诸药、温散补利之功用。

炮效关系

本方用炮附子，目前市场上有淡附片、黑附片、白附片，均为附子的炮制品。方中白术用生白术，取其益气生血之功；炒白术则有健脾燥湿之功。

煎效关系

按现代煎法，炮附子应先煎 1 小时方能祛除毒性，如与他药同煎，个别患者服药会出现口舌麻木之感。

按语

高老师在临床上使用真武汤很少，对于此方认为其以温阳利水为主，应特别重视芍药在方中的敛阴作用。

贰 从中医方剂学中的代表方论"治出有法"

逍遥散为疏肝健脾的代表方

逍遥散为疏肝健脾的代表方，又是调经的常用方，临床上运用此方治疗肝郁、血虚、脾弱诸症收效甚佳。其治法之妙在于气血兼顾、肝脾同调。其名为"逍遥"，主要治疗情志方面的疾病，吃了以后精神痛快，逍遥自在。

现代常用本方治疗慢性肝炎、肝硬化、胆石症、胃及十二指肠溃疡、慢性胃炎、胃肠神经症、经前期紧张症、乳腺小叶增生、更年期综合征、盆腔炎、不孕症、子宫肌瘤等属肝郁血虚脾弱者。

逍遥散（《太平惠民和剂局方》）			
柴胡9g	当归9g	白芍9g	白术9g
茯苓9g	炙甘草4.5g	烧生姜6g	薄荷1～2g

功用：疏肝解郁，养血健脾。

主治：肝郁、血虚、脾弱证，两胁胀痛，头痛目眩，口燥咽干，神疲食少，或月经不调，乳房胀痛，脉弦而虚者。

病机特点

　　本方证病机有三个方面，包括肝郁、血虚、脾虚。临床所见，不论是先血虚还是先肝郁，是由血虚导致肝郁，还是肝郁导致血虚，都有可能。肝郁，两胁胀痛，头痛目眩，口燥咽干，月经不调，乳房发胀。血虚，月经不调。脾弱，神疲食少。《医宗金鉴》说："肝苦急，急食甘以缓之，盖肝性急善怒，郁则火动而诸病生矣。"肝郁发于上，则头眩耳鸣，而或为目赤；发于下，则少腹痛疝，而溲不利；发于中，胸满胁痛，而或作吞酸；发于外，寒热往来，似疟非疟。

配伍特点

　　柴胡疏肝解郁，使肝气得以条达为君。当归甘辛苦温，养血和血；白芍酸苦微寒，养血敛阴，柔肝缓急。当归、白芍与柴胡同用，补肝体而助肝用，使血和则肝和，血充则肝柔，共为臣药。白术、茯苓、甘草健脾益气既能实土以御木侮，且使营血有生化之源，共为佐药。薄荷少许疏散郁遏之气，透达肝经郁热；煨生姜温运和中，且能辛散达郁：共为佐药。甘草调和诸药，为使药。

　　以上之配伍特点，也是针对肝郁、血虚、脾弱而设。方中当归、白芍与柴胡同用，补肝体而助肝用，使血和则肝和，血充则肝柔。由此而知，肝郁与血虚之间其病机不可分。白术、茯苓、炙甘草治脾弱。薄荷与生姜也是为肝郁而设，用以透达肝经郁热，辛散达郁。

治法特点

本方依证而立法疏肝解郁，养血健脾，可谓治疗肝郁、血虚、脾弱，面面俱到，但究其病机，主要是肝郁和血虚。因为肝藏血，主疏泄，肝体阴而用阳，还与内藏相关，这是肝的特点。肝与血虚、脾弱的关系都是因果互关。当肝气不得疏清时，肝气就郁而化热，就必然灼耗阴血，二者不管起因如何都可以互相影响。

关于本方中谁为君的问题，《方剂学》（本书所提及的《方剂学》均为中国中医药出版社普通高等教育"十五"国家级规划教材《方剂学》）中认为柴胡为君；而王绵之教授认为本方以养血活血为主，故当归为君。临床上应因证而变。

本方应使用醋柴胡疏肝郁解郁而不用北柴胡疏散风热，方中白术如以生血为主用生白术，治脾弱用炒白术。薄荷少许用至1～2g，为辛凉解表药，少用可助柴胡疏散透达肝经郁热，多用则疏散风热。

诸药合用，使肝郁得舒，血虚得养，脾弱得复，气血兼顾，肝脾同调，立法周全，组方严谨，故为调肝养血之名方。

案例

▌案例1：郁而化热，以疏为本

杨某，女，46岁，月经2个月未至。平素急躁易怒，近1个月心烦尤甚，伴烘热汗出，时感胸闷胁胀，纳食不香，大便头干，口苦，舌质红苔黄，脉弦细。辨证：闭经——肝郁血虚，郁而化热。予以疏肝清热，调和阴阳，投以加味逍遥丸合甘麦大枣汤治疗，服7剂中药配方颗粒剂，病情好转，烘热汗出减少，胸闷胁胀减轻。

二诊：原方加川芎6g、益母草12g，服药7剂，烘热汗出明显好转，月经至，但仍时心烦而躁。

三诊：原方去益母草继服7剂以善后。

【按】本症系更年期综合征，乃因肝郁伤血、气郁化火、经脉郁阻，故以疏郁为本，活血为要。

▌案例2：月经后期，治血为要

高某，女，29岁。近1年来，月经错后7～10天，经前胸胀时痛，月经量少，色暗有块。本月月经过期10天未至，经查，排除怀孕，舌质淡红，少苔，脉沉细。辨证：月经后期——血虚肝血不调，予逍遥散加香附10g、川芎6g、桂枝6g，养血调经。服药7剂，月经至。嘱其每月经前1周服药3～5剂。至今月经已正常。

【按】月经后期乃青年妇女常见的月经不调证之一。本案发病机制是精血不足或邪气阻滞，血海不能按时满溢，遂致月经后期。而逍遥散是调经的常用方，加入川芎、香附行气活血，桂枝温经通络，全方使肝气得疏、血虚得养，月经如期而至。此方高老师定名为"附桂逍遥丸"，专治妇女月经后期，已收纳在其经验方集。

▌案例3：血虚脾弱，扶土抑木

李某，女，42岁。体瘦，神疲乏力，月经量少，经行1～3天，经色暗，经行腹微痛，纳食不佳，大便稀溏，已持续10个月，经治疗效不显。鉴于该妇女平素少交际，时郁闷不舒，自己疑为更年期提前，故前来诊治，诊为月经不调——血虚脾弱，遂选用逍遥散加炒山药30g，重用生白术20g，养血健脾，扶土抑木。服前方20剂，月经至，经量较前增加，大便调。此后又服前方2个月，月经已恢复正常。

【按】逍遥散证病机即肝郁、血虚、脾弱，三者关系密不可分。本证乃肝郁不达，脾失健运，故而大便溏泄，纳食不佳，体瘦，由于脾虚气血生化之源不足则月经量少。故以扶土抑木之法治之。

▌案例4：乳房胀痛，以通为顺

刘某，女，26岁。自云经前乳房胀痛，已持续3年，重时疼痛拒按，轻时胀痛明显。经行不畅，经行7～10天，经前心烦易怒，舌质红少苔，脉弦细。辨证：经行乳房胀痛——肝郁气滞。选用逍遥散合柴胡疏肝散治之，以疏肝理气，通络止痛。服药7剂，痛缓，经至。嘱其每月经前来治1～2次。服药3个月，乳房胀痛明显减轻。

【按】经前乳房胀痛，不外气滞痰凝，本案属肝郁气滞，治以疏肝理气为主，兼以活血通络以止胀痛。

半夏泻心汤是体现调和寒热、辛开苦降的代表方

半夏泻心汤是体现调和寒热、辛开苦降的代表方，又治疗中气虚弱、寒热错杂、升降失调，补泻兼施以顾其虚实是本方的治法特点。

现代常用本方治疗证属寒热互结的急慢性胃肠炎、慢性结肠炎、慢性肝炎、早期肝硬化等症。

半夏泻心汤（《伤寒论》）

半夏12g	人参9g	黄芩9g	干姜9g
黄连3g	炙甘草9g	大枣4枚	

功用：寒热平调，消痞散结。

主治：寒热错杂之痞证，心下痞，但满而不痛，或呕吐肠鸣下利，舌苔腻而微黄。

病机特点

中气虚弱，寒热错杂，胃气不降反升而呕吐；中焦失和，升降失常，上下不能交泰，而痞塞不通，则成心下痞；中阳损伤，虚寒相兼，阳气不升反降则肠鸣下利。

配伍特点

半夏辛温，以散结除痞，又兼降逆止呕；干姜辛热以温中散寒；黄连、黄芩苦寒以邪热开痞；人参、大枣甘温益气以补脾虚；炙甘草补脾和中，而调诸药。

总之，本方是寒热互用以和其阴阳；辛开苦降以调其升降；补泻兼施以顾其虚实。组方奥妙，清热药与补益药相合，寒凉药与温热药相合，发散药与收敛药相合。此亦相反相成。本方是寒热、补泻诸药的混合体，这与病机虚实错杂、寒热夹杂的特点相符。

治法特点

1.治法特点与配伍特点是相互关联和统一的。

寒热互用以和其阴阳：方中干姜辛热以温中散寒；黄连、黄芩苦寒泄热以散结除痞。

苦辛并进以调其升降：方中黄连、黄芩苦寒泄热；半夏辛温、干姜辛热，降逆止呕，散结除痞。

补泻兼施以顾其虚实：方中人参、大枣、炙甘草益气补脾和中；黄连、黄芩苦寒以泄热开痞。

2.本方证寒证与热证并存互见，其临床表现很难用单纯的热证或寒证来解释。如心下痞、脘腹胀满遇寒则甚，不欲饮，而见口渴、唇干、舌红、苔黄；也可见心下痞痛；也可见大便或溏或秘，小便黄或清；在上也可见呃逆、泛酸、口舌生疮。临床上要依症而辨。

3.关于方中药量用法，一般要视寒热、虚实而定。如果表现为热，黄连可用至6g；如果大便秘结，则干姜量减轻3g即可；但半夏用量不可减，为12g；实证表现明显，炙甘草可减至6g。

4.本方证的煎煮方法较为特别。一般而言，煎与煮都是将水烧开，水中有固体药材为"煮"，水中无固体药材为"煎"。本方药煎煮颇为讲究，即先煮去渣后再煎（浓缩）。目的是取其药性和合，不偏不烈，贵在适中，使方药能温而不燥，在于宣通，寒而不凝，功在祛邪，补而不腻，主在扶正。

5.与半夏泻心汤相关的还有生姜泻心汤、甘草泻心汤和黄连汤。

附方：

生姜泻心汤

生姜12g，人参9g，黄芩9g，黄连3g，干姜3g，半夏9g，炙甘草9g，大枣4枚。

甘草泻心汤

炙甘草12g，人参9g，黄芩9g，黄连3g，干姜9g，半夏9g，大枣4枚。

黄连汤

黄连9g，人参6g，桂枝9g，炙甘草9g，干姜9g，半夏9g，大枣4枚。

以上诸方，或有一二味药之差，或药量有异，虽辛开苦降、寒热并调之旨不变，而其主治各有侧重。正如王旭高所言："半夏泻心汤治寒热交结之痞，故苦辛平等；生姜泻心汤治水与热结之痞，故重用生姜以散水气；甘草泻心汤治胃虚痞结之证，故加重甘草以补中气而痞自除。"至于黄连汤寒热并调，和胃降逆，则治上热下寒的腹痛欲呕之证。由此可见，方随法变，药因证异，遣药组方必先谨守病机，方能应手取效。

案例

▌案例1：饮食致痞，寒热平调

邱某，男，40岁。患病前在食堂工作，素喜肥甘厚味，病脘痞，按之不硬，纳呆，呃逆，恶心，肠鸣，便溏，每日2～3次，身乏无力，脉弦滑，舌苔黄厚。肝功能检查GGT（γ-谷氨酰转移酶）371U/L。辨证：素食肥甘，戕伤脾胃，升降失调，邪阻中焦，气机不利，寒热互结，故作心下痞而见诸症。遂投半夏泻心汤加砂仁，7剂尽，诸症皆除，半个月后复查肝功能GGT173U/L，余正常。再宗本方加减，6剂而愈。

【按】脾为气机升降之枢纽，饮食不节损伤中焦，气机阻滞，升降失常而病，呈现上、中、下三部为病，故用半夏泻心汤而愈。

▌案例2：肝脾气郁，调其升降

李某，女，28岁。日前丧母，愁伤过度，饮食不下，心下痞闷，后背沉痛，呃逆连声，有臭味，肠鸣便溏，气短，善太息，舌苔薄白，边有齿痕，脉弦细。辨证：肝木克土，脾胃升降失调而致痞则生诸症。投以半夏泻心汤加生姜12g（化裁生姜泻心汤），3剂而愈。

【按】此症属肝脾不和致痞，本可用痛泻要方治疗，但患者无腹痛之表现，乃调其脾胃升降，肝气平而病愈。

▌案例3：寒饮伤中，以调虚实

张某，女，36岁，因素喜食寒凉而腹泻，延至3个月未愈。未诊时，主诉腹痛泄泻时发，日解2～6次，心下痞满，呃逆，肠鸣，体弱少力。脉弦细，舌苔淡黄，历次便常规白细胞（++～+++）。辨证：饮食不节内犯肠胃，脾虚失运，中气不和，为痞致泻，遂投半夏泻心汤而效，二诊改投甘草泻心汤7剂而愈。

【按】甘草泻心汤为和胃补中、降逆消痞之方。本案为胃气虚脾弱所致，又以下利为主，故用之而效。

▌案例4：痰湿中阻，以调寒热

张某，男，37岁。胃脘痛，痛时恶心，肠鸣便溏，心下痞寒，纳食量少，体瘦。舌淡红苔薄黄，脉弦细而滑，X线片提示胃溃疡。辨证：脾虚气塞痰饮阻中致痞。遂投半夏泻心汤加鸡内金、浙贝母7剂而痛除，此后再行加减调养，2个月后复查溃疡消失。

【按】半夏泻心汤本治消化道病变，依本症应用香砂六君子汤治疗，但因患者病时恶心，心下痞寒，此系寒热升降失调所致，故用本方而效。

补中益气汤为补气升阳、甘温除热的代表方

补中益气汤为补气升阳、甘温除热的代表方，顾名思义此方为补中气，即补脾胃之气的方剂。脾胃主受纳和运化，使水谷精微化生气血。既能升清又能降浊是本方剂的特点，它的治疗作用非比寻常，补中气而足以升清阳。

现代常用本方治疗因脾胃气虚或中气下陷引起的内脏下垂、久泻、久痢、脱肛、重症肌无力、乳糜尿、慢性肝炎等，或妇科之子宫脱垂、妊娠及产后癃闭、胎动不安、月经过多，或眼科之眼睑下垂、麻痹性斜视等。

补中益气汤（《脾胃论》）			
黄芪18g	炙甘草9g	人参6g	当归3g
陈皮6g	升麻6g	柴胡6g	白术9g

功用：补中益气，升阳举陷。

主治：脾虚气陷证，饮食减少，体倦肢软，少气懒言，面色萎黄，大便稀溏，舌淡脉沉，以及脱肛、子宫脱垂、久泻久痢、崩漏等。气虚发热证，身热自汗，渴喜热饮，气虚乏力，舌淡，脉虚大无力。

病机特点

本方证病机的重点是气虚，系因饮食劳倦，损伤脾胃，以致脾胃气虚、清阳下陷。脾胃为营卫气血生化之源，脾胃气虚则纳运乏力，饮食减少，少气懒言，大便溏稀。脾主升清，脾虚则清阳不升，中气下陷，故见脱肛、子宫下垂等。气虚清阳陷于下焦，郁遏不达，迫使阳泄于外，因而发热，此热非为外感及实火，而是阵发性烦热，疲劳后烦热亦作。此为"劳则气耗""烦劳则张"，虽发热，但脉虚无力。其发热特点是热不甚，病程较长，时发时止，手心热甚于手背，与外感发热之热甚不休及手背热甚于手心热不同。气虚腠理不固，阴液外泄而自汗，烦热口渴，但"渴而喜热饮"，说明内热是一种假象。

配伍特点

黄芪味甘性温，入脾、肺经，补中益气，升阳固表，而且重用至18g，目前临床多用至20～30g。人参、炙甘草、白术补气补脾，与黄芪同用，以增强其补益中气之功，体现出四君子汤之意。当归养血和营，因为血为气之母，气虚日久，营血亦亏，故而用之。但其用量很少，只有3g，目前我们在临床上用到10g为妥。它与人参、黄芪相互为用，以益气养血。陈皮理气和胃，使诸药补而不滞，但用量不宜过量，6g而已。气虚则胸中气乱，升降失和，陈皮的作用在于调整气乱，使气的升降功能恢复，使清浊之气当升则升，当降则降。方中以少量升麻（3～6g）、柴胡（3～6g）升阳举陷，协助黄芪以升提下陷中气。《本草纲目》说"升麻引阳明清气上行，柴胡引少阳清气上行"，在本方中也作为引经药。炙甘草调和诸药，亦为使药。诸药合用，使气虚得补，气陷得升则诸症自愈。

治法特点

1.本方证病机以气虚为主，其治法是补益中气，即补益脾胃之气。本方证亦有肺气虚之象，如发热汗出（不能与外感相混淆），李东垣讲"脾胃一虚，肺气先绝"，其"绝"是指脾胃虚了，肺气来源"绝"了。故而本方以四君子汤去茯苓加黄芪，补益中气。由于表虚不固，气浮于外，故而重用黄芪。

2.本方用以治气虚发热，即"甘温除热"，这说明气虚的发热非通过补气不能解决，而补气必用甘温，既不能用辛温也不能用辛凉，既然气虚就不能散，越散越虚。而且患者看起来是大热，实际上是表面大热，但不是白虎汤的大热，从其脉象上即可知是气虚之故，虽然有身热自汗，但不能与白虎汤证相提并论。

3.凡是由于中气不足，气虚下陷，脾胃功能减弱，甚至气虚出血都可以用本方治疗。在临床上有些患者往往出现消化、泌尿生殖系统的疾病，如便秘、小便淋沥不尽。中医认为"中气不足，溲便为变"均可以用本方治疗。可谓"塞因塞用"之法。

4.本方用于治疗脾虚气陷而出现的体倦少气、纳少便溏和内脏下垂。本方重在补气升阳。本方在配伍里重用黄芪，与少量柴胡、升麻为伍，以加强升提作用，但升麻的用量不能过大，因为它是在补气的基础上使用的。中医讲气虚而下陷，如仅用升提的药，没有气也提不起来，提不佳，所以必须在补气的基础上进行升提。

5.本方中的黄芪应用炙黄芪，因为炙黄芪重在走里，能补中益气，升提中焦阳气，补气生血，利尿；生黄芪偏于走表，能固表止汗。本方中的白术应为生白术，益气生血，而炒白术健脾燥湿。方中的当归应该是酒当归，不仅行血活血养血，还可借酒之辛散助黄芪、升麻发挥升阳作用，原方用量较少，但临床上要加量至10g。

案例

■ 案例1：甘温除热不可小视

2019年12月康复科会诊。患者为女性，患中风后遗症，住院进行康复治疗，突然高热，用各种清热抗炎药物治疗未效。患者卧位，身体瘦弱，神疲乏力，发热汗出，气短懒言，查舌淡少苔，脉沉细无力。诊为气虚发热证，嘱用甘温除大热的补中益气汤治疗。第二周查房，患者热已退。

【按】补中益气汤是"甘温除热"的代表方，本例患者患中风后遗症，中气已虚，卫外不固，阳浮于外而发热汗出，现其舌脉均属气虚之表现，故用本方则热退，非清热消炎所能治。

■ 案例2：目疾之阳气下陷证

孙某，女，52岁，体胖，因双目难睁前来诊治。患者上眼睑下垂，双目难睁，曾患小中风（面神经麻痹）久治效不显，舌质淡，苔薄白，脉沉细无力。辨证为中气不足，阳气下陷，予以补气升阳，选用补中益气汤治疗2个月余，双目渐睁，麻痹缓解。

【按】补中益气汤治疗脾虚下陷证。其眼睑下垂乃中气不足，阳气不升之故，用补中益气汤补其中气提升阳气则效。

案例3：小便淋漓，固气为本

焦某，男，62岁，因小便淋沥不尽伴遗尿来诊。男子小便淋沥不尽，属前列腺病变，该患者小便淋沥不尽，尿急，尿失禁，中医认为肾司二便，可补肾，再加入补中益气汤治疗以提升中气而止遗。

【按】中医认为"年过四旬，阴气自半"，患者小便淋沥不尽、遗尿，属肾虚，但因年高，病程较长，中气不足，气虚下陷不固，故在补肾时亦应考虑中气不足，而加用补中益气汤治之。

越鞠丸是主治气血痰火湿食"六郁"的代表方

越鞠丸（芎术丸，《丹溪心法》）			
香附10g	川芎10g	苍术10g	栀子10g
神曲10g			

功用：行气解郁。
主治：六郁证，胸膈痞闷，脘腹胀痛，嗳腐吞酸，恶心呕吐，饮食不消。

病机特点

本方证乃因喜怒无常、忧思过度或饮食失节、寒湿不适所致气、血、痰、火、湿、食六郁之证。六郁之中以气郁为主。气郁而肝失条达则胸膈痞满；气郁又使血行不畅而成血郁，故见胸胁胀痛；气血郁久化火，则见嗳腐吞酸、吐苦之火郁；气郁即肝气不舒，肝病及脾，脾胃气滞，运化失司，升降失常或食滞不化而见恶心呕吐。

配伍特点

越鞠丸，又叫芎附丸或芎术丸，用五味药治疗六郁。香附辛香入肝，行气解郁为君药，以治气郁。川芎辛温入肝胆，为血中气药，既可活血祛瘀治血郁，又可助香附行气解郁；栀子苦寒，清热泻火治疗火郁；苍术辛苦温，燥湿运脾以治湿郁；神曲甘温入脾胃，消食导滞以治食郁。

治法特点

1.六郁之中，以气郁为主，气郁导致血、痰、火、湿、食五郁，反之气郁又可因血、痰、火、湿、食诸郁导致或加重，故宜行气解郁为主，使气行则血行，气行则痰、火、湿、食诸郁自解。

2.因痰郁乃气滞湿郁而成，若气行湿化，则痰郁随之而解，故方中不另用治痰之品，此亦治病求本之意。

3.丹溪立方原意为"凡郁皆在中焦"，其治重在调理中焦升降气机。然临证难得六郁并见，宜"得古人之意，而不泥古人之方"，应视何郁为主而调整其君药，并加味运用，因此在理气的同时加一些其他药，如祛痰湿的、助消化的、活血的药，都是有针对性的。

4.本方配伍特点以五药治六郁，贵在治病求本，诸法并举，重在调理气机。

补阳还五汤是益气活血的代表方

补阳还五汤是益气活血的代表方，又是治疗中风后遗症的常用方，本方是《医林改错》中的一张名方。

现在常用本方治疗证属气虚血瘀的脑血管意外后遗症、冠心病、脊髓灰质炎后遗症，以及其他原因引起的偏瘫、截瘫、单侧上肢或下肢痿软等。

补阳还五汤（《医林改错》）			
生黄芪120g（四两）	当归尾6g（二钱）	赤芍5g（一钱半）	地龙3g（一钱）
川芎3g（一钱）	红花3g（一钱）	桃仁3g（一钱）	

*括号内为原著所载药物用量，与《方剂学》推荐用量不能完全换算，仅供必要的学习参考，下同。

功用：补气活血通络。

主治：中风之气虚血瘀证，半身不遂，口眼歪斜，语言謇涩，口角流涎，小便频数或遗尿失禁，舌质淡苔白，脉缓无力。

方名特点

按照王清任的说法，人体的气原应该是十分，左右各半，之所以偏瘫，就是少了1/2的气，这个方剂可以还它五分，是益气活血治偏瘫的方剂，所以叫补阳还五汤，此为"气论"。

陆九芝在《世补斋医书》说："观其方用黄芪四两，归尾二钱，赤芍钱半，川芎、桃仁、红花各一钱，加地龙亦一钱，主治半身不遂。方以黄芪为君，当归为臣，若例以古法当归补血汤，黄芪五倍于当归，则二钱之归宜君以一两之芪，若四两之芪即当臣以八钱之归，今则芪且二十倍于归矣。大约欲以还五成之亏，有必需乎四两之多者。"此为"方论"。

病机特点

本方证由中风之后，正气亏虚，气虚血滞，脉络瘀阻所致，正气亏虚，不能行血，以致脉络瘀阻，经脉肌肉失去濡养，故见半身不遂，口眼㖞斜。《素问·逆调论》云"荣气虚则不仁，卫气虚则不用，荣卫俱虚，则不仁且不用"，偏瘫则是"不仁且不用"，是"荣卫俱虚"。正如《灵枢·刺节真邪》言："虚邪偏客于身半，其入深，内居荣卫，荣卫稍衰则真气去，邪气独留，发为偏枯。"气虚血瘀，舌体失养，故语言謇涩；气虚失于固摄，故口角流涎，小便频数，遗尿失禁；舌暗淡苔白，脉缓无力，为气虚血瘀之象。

配伍特点

本方重用生黄芪，补益元气，意在气旺则血行，瘀去络通，为君药。本方又用了少量的活血通络药。当归尾活血通络而不伤血，赤芍、川芎、桃仁、红花协同当归尾以活血祛瘀。地龙通经活络力专，周行全身以行药力。

治法特点

1.本方证以气虚为本，血瘀为标，即王清任所谓"因虚致瘀"，故治当以补气为主，活血通络为辅，故本方重用补气药，与少量活血药相伍，使气旺血行以治本，祛瘀通络以治标，补气而不壅滞，活血而不伤正。

2.本方扶正祛邪，标本兼顾，诸药合而用之则气旺、瘀消、络通，而诸症愈。

3.诸多医者经验指出：凡以本方治下垂，足下垂如马蹄足者不治。本方治疗偏瘫，有的能好，有的不能全好。从临床看，下肢比上肢恢复得快，手臂拘紧不好治。此类患者往往多实，大便干燥。

4.本方不仅可以治疗缺血性中风，也可以治疗出血性中风。中医认为，不可因为出血而不用活血药，因为出血以后也有瘀血，瘀血不去，出血不止。此所谓"有故无殒，亦无殒也"。中药与西药不同，出血也好，血栓也罢，活血化瘀药都能用，但要依证情，组不同的药，选择不同的方剂来用于临床。

5.临床经验告诉我们，凡是血栓发生以后，血压就降下来了。凡是血栓患者偏瘫以后，与原来的血压相比较就下降了。有医者在使用本方时担心使用大量的黄芪是不是会升高血压，因此必须了解炙黄芪虽可升提中焦清气以补气，但只有与升麻相协才能有升阳作用；而生黄芪偏于走表，在没有升麻、柴胡相助的情况下升阳作用仍较强。

6.临床上有个别医者，使用本方时认为中风大多为有瘀，故加大活血化瘀药药量，岂不知活血化瘀药性偏静，无补气药不能化瘀而通络，这就是"气行则血行，气滞则血凝"之理。

案例

▌案例1：**益气活血不可倒置**

有一次高老师到康复科会诊，有一男性患者，患中风后遗症，右侧半身不遂，语言謇涩，大便干燥，舌淡少苔，脉沉细弱。查前病案用补阳还五汤治疗，用法无误，但用量倒置，生黄芪只有30g，而活血化瘀药用量总和为50g，故而半身不遂恢复得较慢。嘱原方剂中生黄芪加量至90g，活血化瘀药减至原量。后住院医师反映患者半身不遂恢复明显。

【按】补阳还五汤用大量补气药和少量活血药相伍，使气旺血行以治本，祛瘀通络以治标。二者用药剂量不可改变或倒置。

▌案例2：**邪之所凑，其气必虚**

高老师在原顺义县医院针灸科工作时，有一朋友患小中风（面瘫），因急于外出，又因为是熟人，要求2周内"解决战斗"。按常理应该使用牵正散，但该患者脉偏虚，故加用补阳还五汤配合针灸治疗，半月而愈。

【按】中医讲"正气存内，邪不可干""邪之所凑，其气必虚"。治疗面瘫，既要扶正，也要祛邪。故选用补阳还五汤合牵正散治疗而效显。

杏苏散为清宣凉燥的代表方

杏苏散（《温病条辨》）			
紫苏叶9g	半夏9g	茯苓9g	前胡9g
桔梗6g	枳壳6g	甘草3g	生姜3片
大枣3枚	杏仁9g	橘皮6g	

注：本方可看作由二陈汤加杏仁、苏叶、前胡、桔梗、枳壳而成。

功用：轻宣凉燥，理肺化痰。

主治：外感凉燥证，恶寒无汗，头微痛，咳嗽痰稀，鼻塞咽干，苔白脉弦。

病机特点

本方证病因为凉燥，乃秋令小寒为患，与外感风寒是同一属性的病邪。病机为凉燥外袭，肺失宣降，痰湿内阻。凉燥伤及皮毛，故恶寒无汗，头微痛；凉燥伤肺，肺失宣降，津液不布，聚而为痰，则咳嗽痰稀；凉燥束肺，肺气不利而致鼻塞咽干；凉燥兼痰湿，则苔白脉弦。

配伍特点

君：紫苏叶辛温不燥，发表散邪，宣发肺气，使凉燥之邪从外而散；杏仁苦宣而润，降利肺气，润燥止咳。

臣：前胡疏风散邪，降气化痰，既助紫苏叶轻宣达表，又助杏仁降气化痰；桔梗、枳壳，一升一降，助杏仁、紫苏叶理肺化痰。

佐：半夏、橘皮燥湿化痰，理气行滞；茯苓渗湿健脾以杜生痰之源；生姜、大枣，调和营卫以利解表，滋脾行津以润干燥。

使：甘草调和诸药，合桔梗宣肺利咽。

治法特点

1.本方以苦温甘辛之法，发表宣化、表里同治。外可轻宣发表，而解凉燥；内可理肺化痰而止咳嗽，表解痰消，肺气调和。

2.杏苏散为轻宣凉燥的代表方，亦是治风寒咳嗽的常用方。

3.本方证与风寒表证相比，燥比较轻，头微痛无汗但肺的症状比较明显，咳嗽有痰质稀，比较黏，同时有鼻塞、咽中不适，脉弦或脉弦细。

4.由于本方证病机属于寒而不属于热，所以脉不数，而苔白。病在肺，还未深入，致鼻塞不通。

苓桂术甘汤为治疗中阳不足痰饮病之代表方

苓桂术甘汤为治疗中阳不足痰饮病之代表方，是治疗脾胃气虚，水气上冲的药方，有温阳利水降冲之功。

现代本方适用于因水饮内停而致的慢性支气管炎、支气管哮喘、心源性水肿、慢性肾小球肾炎、梅尼埃病、神经症等。

苓桂术甘汤 (《金匮要略》)

茯苓12g	桂枝9g	白术6g	炙甘草6g

功用：温阳化饮，健脾利湿。

主治：中阳不足之痰饮，胸胁支满，目眩心悸，短气而咳，舌苔白滑，脉沉滑或沉紧。

病机特点

本方所治痰饮乃中阳素虚，脾失健运，气化不利，水湿内停所致。脾主中州，司气化，为气机升降之枢纽，若脾阳不足，健运失职，则湿滞而为痰为饮。而痰饮随气升降，无处不到。停于胸胁则见胸胁支满；阻滞中焦，清阳不升则头晕目眩；上凌心肺，心悸，短气而咳；痰饮内停，舌苔白滑，脉沉滑或沉紧。

配伍特点

茯苓甘淡，健脾利水，淡渗化饮，既能消除已聚之痰饮，又善平饮邪之上逆。故为君，用量重为12g。桂枝温阳化气，平冲降逆，茯苓、桂枝相合为温阳化气，利水平冲常用组合。白术健脾燥湿，与桂枝相须，为健脾祛湿的常用组合。炙甘草于本方中其用有三：①可合桂枝辛甘化阳，以襄助温补中阳之力；②可合白术益气健脾，崇土以利治水；③可调和诸药，兼佐使之功。四药合用，温阳健脾以助化饮。淡渗利湿以平冲逆，全方温而不燥，补而不峻，标本兼顾，配伍严谨，为治疗痰饮病之和剂。

治法特点

仲景云："病痰饮者，当以温药和之。"这是本方治疗的特点。其"温"是指辛温的桂枝，饮为阴邪，痰湿非温不化；其"和"是指桂枝与甘淡的茯苓相合，共达温阳化水平冲的目的。本方白术与茯苓相须，健脾燥湿以消痰饮。全方温而不燥，四药之中只有桂枝偏温，余为甘淡者，故而不燥。补而不峻，白术、炙甘草为补，但有利水之功，故而不峻。标本兼顾，白术、炙甘草治本，茯苓治标，其本用桂枝温阳化气。

在《金匮要略》中有一节指出："夫短气有微饮，当从小便去之，苓桂术甘汤主之，肾气丸亦主之。"如何使用二方要依证而辨。因为痰饮为病，多为阳气不足，亦有脾阳和肾阳之分。苓桂术甘汤是治疗脾阳不足的，肾气丸是治肾阳不足的。饮是由于阳虚，其本在脾，其根在肾。

苓桂术甘汤与甘草干姜茯苓白术汤（肾着汤）在组成上仅一味之差。苓桂术甘汤以茯苓配桂枝，一利一温，组成温阳化饮之剂，以祛水饮为主，主治中阳不足，饮停心下之痰饮病，症见胸胁支满，目眩心悸；肾着汤以干姜温中散寒，配伍茯苓、白术燥湿健脾，重在温阳散寒祛湿，以祛寒湿为要，主治寒湿下侵所致之肾着病，症见腰重冷痛。

苓桂术甘汤与五苓散均为温阳化饮之常用方，组成中都有茯苓、桂枝、白术。五苓散以泽泻为君，佐以茯苓、猪苓直达下焦，利水渗湿为主，主治痰饮停下焦之头眩、脐下悸或吐涎沫等症。苓桂术甘汤以茯苓为君，臣以桂枝温阳化饮为主，全方四药皆入中焦脾胃，主治饮停中焦之胸胁支满、头眩、心悸等症，药性温和，药少而精，从气、血、水三方面入手，治疗"水饮病"。

案例

孙某，男，52岁。因患"冠心病"就诊，自云1年来头眩心悸动，胸胁胀，经服丹参滴丸等药物数月而症不消，查舌淡少苔，脉滑。诊为痰饮证，予苓桂术甘汤和瓜蒌薤白半夏汤治疗，其症大减。

【按】刘渡舟教授基于苓桂术甘汤证提出"水心病"，指水气凌心导致的血脉瘀阻，冠脉绞痛。

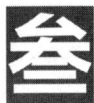

叁 从中医方剂学中的常用方论"方出有名"与"方理要明"

小青龙汤是治疗外感风寒、寒饮内停喘咳的常用方

小青龙汤是中医名方之一，源于《伤寒论》，理论根源于《素问·咳论》的"聚于胃，关于肺"。本方是治疗外感风寒，寒饮内停喘咳的常用方。

现代本方常用于支气管炎、支气管哮喘、肺炎、百日咳、肺心病、过敏性鼻炎、卡他性眼炎、卡他性中耳炎等属外寒里饮证者。

小青龙汤（《伤寒论》）			
麻黄9g （三两）	桂枝9g （三两）	芍药9g （三两）	半夏9g （半升）
干姜6g （三两）	细辛3～6g （三两）	炙甘草6g （三两）	五味子3～6g （半升）

功用：解表蠲饮，止咳平喘。

主治：风寒所伤，水饮内停，恶寒发热，无汗喘咳，痰多而稀或痰饮咳喘，不得平卧，或身体疼痛，头面四肢浮肿，舌苔白滑，脉浮者。

● 方证辨解要点

病机特点

　　小青龙汤是中医名方之一，也是治疗外感风寒、寒饮内停咳喘的常用方。外感风寒，风寒束表，皮毛闭塞，卫阳被遏，营阴郁滞故见恶寒发热无汗，身体疼痛。寒饮内停，为素有水饮，感受外邪，引动内饮，水寒相搏，内外相引，水寒射肺，肺失宣降，故咳喘痰多而稀。

配伍特点

　　小青龙汤是麻黄汤去杏仁、桂枝汤去生姜的合方，再加上细辛、干姜、五味子。君麻黄与桂枝，重在散寒以解表邪。臣干姜与细辛，重在温肺化饮。佐五味子、芍药、半夏，意在敛肺止咳以和营。使炙甘草，益气和中。

治法特点

　　由于本方证属外寒内饮之证，若不疏表，而促治其饮，则表邪难解，若不化饮而专散表邪，则水饮不除，故宜解表与化饮配合，一举而表里双解。

结构特点

　　麻黄与桂枝相须为君，发汗散寒以解表邪，且麻黄又能宣发肺气而平喘，桂枝化气行水以利里饮之化。
　　干姜与细辛温肺化饮，兼助麻桂解表祛邪。

五味子与芍药相配，皆因素有痰饮，脾肺本虚，若纯用辛温发散，恐耗伤肺气，故佐以五味子敛肺止咳，芍药和营血，二药与辛散之品相配，一散一敛，既可增强止咳平喘之功，又可制约诸药辛散燥太过之弊。

半夏燥湿化痰，和胃降逆，以除痰饮。

炙甘草既可益气和中，又能调和辛酸之品。

药虽八味，配伍严谨，散中有收，开中有合，使风寒解，水饮去，则诸症自平。

方中用白芍与桂枝有用意，使辛温发汗解表而不耗阴津，不耗伤阴血，起到佐制的作用。五味子在方中有两个作用：一是因为方中用麻黄、桂枝、干姜、细辛，辛热之品易伤肺气，故有五味子收敛肺气；二是防阴气耗散，肺气受伤。炙甘草在方中与芍药相配，与五味子相配，五味子补气之外，还有酸甘化阴的作用。因而本方祛邪而不伤正，治疗由外寒内饮产生的咳喘有效。

临证悟谈

本方治疗外感风寒、寒饮内停之咳喘，临床应用以恶寒发热、无汗、喘咳、痰多而稀、舌苔白滑、脉浮为辨证要点。亦可用于"溢饮"及"支饮"咳逆倚息不得卧者。凡内有寒饮而喘咳的患者，临床上常见有水色、水斑、水气三种表现。因为寒饮郁遏阳气，则面色多见青色或黧黑之色，或下眼睑处出现青暗之色，谓之"水色"；寒饮阻滞，营卫气阻，运行不利，则面部可出现对称性色素沉着，谓之"水斑"；水气停留于皮下，则见面部浮肿，眼睑轻肿，谓之"水气"。水色、水斑、水气的出现是使用小青龙汤的望诊依据。本方主治的寒痰特征：一是咳吐大量白色泡沫样痰，落地成水；二是咳吐冷痰，自觉痰凉如粉，痰色似蛋清样半透明，而且连续不断。相比而言，寒痰与燥痰或热痰胶黏难吐不难鉴别。

方剂辨析

小青龙汤治疗溢饮，水气泛溢于肌肤，水肿是由肺气受外寒所困，水道不得通利所致，所以肺气不降而见咳嗽时，应把干姜、细辛、半夏的用量适量减小，这是因为不仅内有寒饮，而且有水在肌肤之间，麻黄、桂枝的用量不能少，少了就不能达到开腠理的作用，汗出而不尽就不能见效。

如果表证较轻，麻黄、桂枝的用量可酌减或者用麻黄不用桂枝。尽管受风寒轻，但还是引发素体的痰饮，所以咳喘加重，说明肺气虚，阳气虚，这都需要随病症的轻重、人体的虚实来加减。

小青龙加石膏汤之所以加小量石膏，就是因为有内热亦有烦躁症。要根据烦热程度调整石膏的量。

射干麻黄汤也是小青龙汤的一个附方，本方是小青龙去桂枝、芍药、干姜，加射干、紫菀、款冬花而成，本方证的特征是素来有寒，在咳嗽发作时，痰不容易咳出，所以喉间如水鸡声，说明痰多，肺气闭而不得宣发，痰随气逆又不得出，所以用射干麻黄汤。方中麻黄重在宣肺，加上细辛、五味子、半夏，虽然没有干姜，但用生姜四两。对比《伤寒论》，《金匮要略》所载诸方里生姜用量普遍更重，这是因为用意不同。桂枝汤里的生姜用来鼓舞胃气，兼散风寒；本方重用生姜，重在散水气，发散风寒，而干姜重在温化，两者是不同的。本方中射干苦寒，用以治阴肿，兼以祛痰；紫菀、款冬花偏温，润肺化痰止咳。射干麻黄汤主治内饮为患，风寒不多，没有寒热。

银翘散是治疗风热表证的常用方

银翘散出自《温病条辨》，为辛凉平剂，是治疗外感风热表证的常用方。本方用药特点体现了吴氏"治上焦如羽，非轻不举"的用药原则。

现代本方广泛用于急性发热性疾病的初期阶段，如感冒、流行性感冒、急性扁桃体炎、上呼吸道感染、肺炎、麻疹、流行性脑膜炎、乙型脑炎、腮腺炎等辨证属温病初起，邪郁肺卫者；另外，皮肤病，如风疹、荨麻疹、疮痈红肿，亦多用之。

银翘散（《温病条辨》）			
金银花30g	连翘30g	桔梗18g	薄荷18g
牛蒡子18g	淡豆豉15g	生甘草15g	竹叶15g
荆芥穗12g	芦根30g		

功用：辛凉透表，清热解毒。

主治：温病初起，发热微恶风寒，无汗或有汗不畅，头痛，口渴，咳嗽咽痛，舌淡红，苔薄白或薄黄，脉浮数。

● 方证辨解要点

病机特点

　　银翘散为辛凉平剂，是治疗风热外感表证的常用处方。温邪上受，首先犯肺，风热之邪从口鼻而入，而风寒之邪首伤肌表。温热之邪是一种天地之间的不正之气，有相当的传染性。本方证病机为肺主皮毛，风热之邪首先犯肺，波及皮毛，温病初起，邪在卫分，卫气被郁，开合失司，故发热微恶风寒，无汗，或有汗不畅，舌淡红，苔薄白，脉浮数。肺位最高，肺开窍于鼻，邪自口鼻而入，上犯于肺，肺气失宣，则见咳嗽。风热搏结气血，蕴结成毒，热毒侵袭肺之门户，则见咽喉红肿疼痛。热邪伤津故口渴。

治法特点

　　外散风热，内清热毒。本方证为风热表证，治以辛凉透表，清热解毒。

配伍特点

　　本方金银花、连翘为主药，二药气味芳香，既能疏散风热、清热解毒，又能辟秽化浊，在透卫分表邪的同时兼顾了温热蕴结成毒及温热多兼秽浊的特点，故二药为君。薄荷、牛蒡子疏散风热，清利头目，可解毒利咽，治疗咽喉肿痛，并助解在表之邪。荆芥穗、淡豆豉为辛温之品，帮助辛凉诸药开通皮毛而透邪，二味药虽属辛温，但辛而不烈，温而不燥，配入辛凉解表药中，增强解表之力而不温燥，为去性取用之法。芦根、竹叶清热生津，桔梗开宣肺气而止咳利咽，甘草调和诸药。

　　总之本方配伍特点：一是辛凉之中配伍少量辛温之品，既有利于透邪，又不悖辛凉之性；二是疏散风邪与清热解毒相配，具有外散风热、内清热毒之功，构成疏清兼顾，以疏为主之剂。

临证悟谈

　　本方为辛凉平剂，所用药物均为轻清之品，特别在用法上强调，香气大出，即取服勿过煎，体现了吴氏"治上焦如羽，非轻不举"的用药原则。原方为散剂故用量较大，临床用之应按比例酌减。

桑菊饮为主治风热犯肺咳嗽的常用方

　　桑菊饮，出自《温病条辨》的辛凉轻剂，是主治风热犯肺咳嗽的常用方。本方从"辛凉微苦"立法，其配伍特点：一以轻清宣散之品，疏散风热，以清头目；一以苦辛宣降之品，理气肃肺，以止咳嗽。

　　现代常用于感冒、急性支气管炎、上呼吸道感染、肺炎、急性结膜炎、角膜炎等属风热犯肺或者肺经风热者。

桑菊饮（《温病条辨》）			
桑叶7.5g	菊花3g	连翘5g	薄荷2.5g
杏仁6g	桔梗6g	生甘草2.5g	芦根6g
功用：疏风清热，宣肺止咳。			
主治：风温初起，咳嗽，身热不甚，口微渴，脉浮数。			

病机特点

温热之邪，邪犯肺经。桑菊饮为主治风热咳嗽的常用方，主症突出，为咳嗽、微热、口渴。本方为辛凉轻剂。温热之邪，邪犯肺络，肺失清肃，故咳嗽，吴鞠通说："咳，热伤肺络也，身不甚热，病不甚也。渴而微，热不甚也，恐病轻药重，故另立轻剂方……盖肺为清虚之脏，微苦则降，辛凉则平，立此方所以避辛温也。"其对病机和治法的分析简明扼要，能发人深省。

治法特点

风热得散，肺气得宣。鉴于本方证为表热轻证，以咳为主，故治当疏风清热，宣肺止咳。

配伍特点

方中桑叶甘苦凉，疏散上焦风热，善走肺络，能清宣肺热而止咳，故重用；菊花平甘寒，用以疏散风热，清利头目而肃肺，二药能轻灵直走上焦，以疏散肺中风热，故同为君药。薄荷辛凉疏散风热，以助桑叶解表之力。杏仁苦降，肃降肺气，桔梗辛散，开宣肺气，与杏仁相合，一宣一降，是宣降肺气止咳的常用组合。方中连翘透邪解毒，芦根清热生津，甘草调和诸药。诸药相合，使上焦风热得以疏散，肺气得以宣降，则表证解，咳嗽止。

本方以辛凉微苦立法，其配伍特点，以轻清宣散之品疏散风热，以苦辛宣降之品理气止咳。银翘散、桑菊饮都为治疗风热初起方剂，银翘散为辛凉平剂，桑菊饮为辛凉轻剂。

痛泻要方为治疗肝脾不和痛泻的常用方

痛泻要方出自《丹溪心法》，为治肝脾不和之痛泻的常用方。其特点是补脾胜湿而止泻，柔肝理气而止痛。

现代常用于急性肠炎、慢性结肠炎、肠易激综合征等属肝旺脾虚者。

痛泻要方（《丹溪心法》）			
炒白术90g（三两）	炒白芍60g（二两）	炒陈皮45g（一两五钱）	防风30g（一两）

注：分8次煎服。

功用：补脾柔肝，祛湿止泻。

主治：脾虚肝旺之痛泻，肠鸣腹痛，大便溏泄，泻必腹痛，泻后痛减，舌苔薄白，脉两关不调，左弦右缓。

● 方证辨解要点

病机特点

泻责之脾，痛责之肝。痛泻要方是治疗肝脾不和之痛泻的常用方，其重点是痛与泻，《医方考》说："泻责之脾，痛责之肝，肝责之实，脾责之虚，脾虚肝实，故令痛泻。"痛泻之证，由土虚木乘，肝脾不和，脾失健运所致，其特点是泻必腹痛，泻后痛缓。

治法特点

健脾为主，疏肝为辅。本方证看似简单，实则有相当复杂的理论在里面，其病因多为脾胃虚寒或老年气虚，诱因多为生气、受凉，木之所以克土，并不是由于木太甚，而是土太虚，所以痛在大腹，土虚木郁，故木来贼土，故治疗原则当以健脾为主，疏肝为辅，健脾则运化增强，脾气强则肝气生发之力增。

配伍特点

药虽四味，各具奇功。本方药虽四味，但各药发挥其不同的功用，方中重用苦甘温的炒白术补脾燥湿以治土虚，脾健则运力增强，以激肝气生发之力。炒白芍缓急止痛，与白术相配，于土中泻木。芍药柔肝可以补肝脾之血，白术与白芍相配实际上是肝脾并补，健脾养肝，按其道理方中应该用甘草，中医讲"肝苦急，急食甘以缓之"，而本方未见甘草而用防风佐之。防风在本方中有四个作用：①具有升散之性，能够升举脾气，能生清，故能土中泻木，提升脾中清阳之气；②提升脾中肝气，由于用量极少，升散之后不会有伤津或升散太过而至虚阳上升眩晕的弊病；③防风本身是甘味，还有缓急止痛的作用，这也是本方不用甘草的原因之一；④防风辛能散肝，香能疏肝，与白术芍药相配，具有燥湿止泻之功，又是健脾引湿之药。陈皮辛苦而温，理气燥湿，醒脾和胃；疏肝理气，同时有健脾之功。

临证悟谈

本方只有四味药，有三味炒用，且用量较大，临床可酌减。四药合用，其配伍特点是：白术为主药，用量较大，为三两；防风一两，白芍二两，陈皮用量较轻为一两半。本方可以补脾燥湿止泻，柔肝理气止痛，使脾健肝柔，痛泻自止，久泻者可加用升麻以升脾阳，止泄泻。

泄泻一证，类型较多，临床应具体分析：寒湿则用藿香正气丸，湿热则用葛根芩连汤，食积泄泻用保和丸，脾虚久泻用参苓白术散，肾阳虚泄泻用四神丸。本方只适用于肝气犯脾类型。

竹叶石膏汤为治疗热病后期余热未清、气阴耗伤的常用方

竹叶石膏汤源于《伤寒论》，为治疗热病后期余热未清、气阴耗伤的常用方。其方由白虎汤化裁而来。本方正如《医宗金鉴》所说，"以大寒之剂，易为清补之方"。

现代本方常用于流脑后期、夏季热、中暑等属余热未清，气津两伤者，糖尿病的干渴多饮属热盛阴伤者亦可应用。

竹叶石膏汤（《伤寒论》）

竹叶6g	石膏50g	半夏9g	麦冬20g
（二把）	（一斤）	（半斤）	（一升）
人参6g	炙甘草6g	粳米10g	
（二两）	（二两）	（半升）	

功用：清热生津，益气和胃。

主治：伤寒温病后期，余热未清、气阴两伤，身热多汗，心胸烦闷，气逆欲呕，口干喜饮，或虚烦不寐，舌红，少苔，脉虚数。

● 方证辨解要点

病机特点

余热未清，气阴两伤。本方证首见于《伤寒论》："伤寒解后，虚羸少气，气逆欲吐，竹叶石膏汤主之。"本方证系热病后期，余热未清，气阴两伤证，其病因多为温病、伤寒、暑病后余热未清，而临床所见，凡属余热未清，气阴两伤证，均可用此方。

气虚津伤，肺胃热盛。本方证为气阴两伤，其病位偏于肺胃二脏，病机为气虚津伤，肺胃热盛。气虚指胃气虚，胃失和降，气逆呕吐，气短神疲；津伤乃余热所致。热病后期，余热留恋气分，故身热有汗不解，脉数；余热内扰则心胸烦闷，热盛伤津则口干喜饮，舌红少苔乃阴伤之兆。

配伍特点

以大寒之剂，易为清补之方。本方证卫气与胃阴都伤，故为清热生津，益气和胃。方中竹叶配石膏，清透气分余热，除烦止渴为君药；人参、麦冬补气养阴生津为臣；再以半夏降逆和胃止呕；佐以炙甘草、粳米和脾养胃。清热与养阴并用，祛邪、扶正兼顾，清而不寒，补而不滞，是本方的配伍特点。《医宗金鉴》言："以大寒之剂，易为清补之方。"

本方配伍的另一个特点是半夏与麦冬一燥一润，相互制约。原方半夏用量是半升，麦冬用量是一升，用量比为 1 ： 2，半夏辛燥用来止呕，而本方证是阴虚津伤，所以重用麦冬，二者配伍，一燥一滋，相互制约，并相互促进，以增强疗效。另半夏苦温而燥，麦冬甘寒而滋，一苦一甘，一温一寒，一燥一润，苦温调理中气而不燥化，甘寒滋养而不重滞，相互为用，相互协同，以治疗病机错综复杂之证。这个用量比在《金匮要略》的温经汤中也有所体现（半夏半升，麦冬一升），在麦门冬汤二者用量相差更为明显（半夏一升，麦冬七升）。

治法特点

白虎汤与竹叶石膏汤，清热二方，证轻重有别。竹叶石膏汤由白虎汤化裁而来，白虎汤方证为热盛而正不虚，竹叶石膏汤方证为余热未清而气阴两伤，热既衰而胃不和，故在白虎汤基础上去苦寒之知母，加人参、麦冬益气生津，竹叶除烦，半夏和胃。其中半夏虽温，配入清热生津药中，则温燥之性去而降逆之用存，且有助于输转津液，使人参、麦冬补而不滞，此善用半夏者也。

如没有粳米，可用山药代替。

临证悟谈

高老师在临床上常用此方治疗气阴两虚之自汗证。一般认为，阴虚盗汗，气虚自汗；高老师则认为无论是自汗还是盗汗，都因虚而汗出，汗出则伤津，乃气阴两虚，汗出则热迫，故治之均应补气固阴，清热敛汗。

犀角地黄汤是治疗温热病热入血分证的常用方

犀角地黄汤始载于《备急千金要方》，是治疗温热病热入血分证的常用方，为清热解毒、凉血散瘀之剂。

现代常用于重症肝炎、弥散性血管内凝血、尿毒症、过敏性紫癜、急性白血病、败血症等属血分热盛者。

犀角地黄汤（《备急千金要方》）			
犀角30g	生地黄24g	赤芍12g	牡丹皮9g

功用：清热解毒，凉血散瘀。
主治：热扰心神，身热谵语，舌绛起刺，脉细数；热伤血络，斑色紫黑，吐血，衄血，便血，尿血，舌红绛，脉数；蓄血瘀热，善忘如狂，漱水不欲咽，大便色黑易解。

🔵 *方证辨解要点*

病机特点

　　病因为热，主证有之。本方证因热毒炽盛于血分所致，亦可因素喜饮酒，或醉酒，或大怒而引起，故中心是一个"热"。本方证三个主证皆由热引起：热扰心神、热伤血络、蓄血瘀热。热扰心神致燥热昏迷，血为心所主，血分有热，扰乱神明，而发谵语；邪热迫血妄行致血不循经，溢出脉外而发生吐血、衄血、便血、尿血等各部位出血，离经之血留滞体内可见发斑、蓄血；血分热毒耗伤血中津液，血因津少而浓稠，运行涩滞，渐聚成瘀，则舌紫绛。总之，本方证是由热毒炽盛于血分所致。

治法特点

　　治当在血，重在清热。本方证治法应遵循叶天士"入血就恐耗血动血，直须凉血散血"之说，不清其热则血不宁，不散其血则瘀不去，不滋其阴则火不熄。故当清热解毒，凉血散瘀。

配伍特点

　　本方配伍特点是以苦寒之犀角为君，凉血清心而解热毒，使火平热降，毒解血宁。犀角一则能入血分，二则能清热解毒，入血凉血散血，其意在于透热转气。由于犀角稀少，临床上多以水牛角代替，也可用大青叶加1/10升麻代替。方中用甘寒的生地黄凉血滋阴生津，助犀角清热凉血，又能止血，且能复已失之阴血。本方还有芍药，应为赤芍，凉血散瘀。而牡丹皮在此方中可泻血分之伏火，所以入血分泻火清热，同时又能散瘀血，当然牡丹皮也是一个活血药，所以牡丹皮既能清热又能凉血，还能活血，用之可使热清血止而不留瘀，凉血而不留邪。

方剂辨析

犀角地黄汤、清营汤二方，各有千秋。二方均以犀角、生地黄为主药，但清营汤在清热凉血药中佐以金银花、连翘等轻清宣透之品，有"透热转气"之意，适用于热邪初入营分尚未动血之证，本方配以赤芍、牡丹皮清热散瘀，有凉血散血之意，用治热入血分而见耗血、动血之证。

临证悟谈

本方现代多用于治疗因血分热盛引起的重症肝炎、肝硬化、弥散性血管内凝血、尿毒症、过敏性紫癜、急性白血病、败血症等。

导赤散为治心经火热证常用方

导赤散源于《小儿药证直诀》，为治疗心经火热证常用方，又是体现清热利水养阴治法的基础方。本方甘寒与苦寒相结合，滋阴利水为主，滋阴而不恋邪，利水而不伤阴，泻火而不伐胃。

现代常用于治疗口腔溃疡、鹅口疮、小儿夜啼等属心经有热者；急性尿路感染属下焦湿热者，亦可加减治之。

导赤散（《小儿药证直诀》）

生地黄6g   木通6g   甘草梢6g   竹叶6g

功用：清心利水养阴。

主治：心经火热证，心胸烦热，口渴面赤，意欲冷饮，以及口舌生疮，或心热移于小肠，小便赤涩刺痛，舌红脉数。

⬤ 方证辨解要点

病机特点

　　心热为因，导热为本。导赤散为治心经火热证常用方，其方证的病机中心是心经热盛或热移于小肠，从五行来讲，心与小肠都属火。《医宗金鉴》说："赤色者属心，导赤者导心经之热从小肠而出。"心经之热可以由多种原因产生，大人主要与情志有关，五志之火由于劳心肾，心阴伤，心火盛，而心火下移于小肠。心火循经上炎而见心胸郁热，面赤，口舌生疮；火热内灼，阴津亏耗，故见口渴，意欲冷饮；心与小肠相表里，心热下移小肠，泌别失职，乃见小便刺痛、舌红、脉数等内热之象。

治法特点

　　清热为主，养阴为辅。鉴于本方证属心火上炎而又阴液不足，不宜苦寒，而宜清心与养阴兼顾，利尿以导热下行，使蕴热从小便而清。

配伍特点

方中生地黄甘寒而入心肾经，凉血滋阴以制心火；木通苦寒入心与小肠经，上清心经之火，下导小肠之热——两药相配滋阴制火而不恋邪，利尿通淋而不伤阴，共为君。竹叶甘淡清心除烦淡渗，利窍导心火下行而为臣。生甘草梢，清热解毒，尚可直达茎中而止痛，并能调和诸药，还可防木通、生地黄之寒凉伤胃，为佐使药。四药相合，共奏清热利水养阴之效。

临证悟谈

本方证病机，未涉及心热之虚实，故不宜以虚火或实火论之。如以药辨证分析，本方用生地黄配伍木通，甘寒与苦寒相合，滋阴利水为主，滋阴而不恋邪，利水而不伤阴，泻火而不伐胃，这与小儿稚阴稚阳，易寒易热，易虚易实，疾病变化迅速的特点和治实宜防其虚，治虚宜防实的治则要求，亦十分吻合。由此观之，《医宗金鉴》以"水虚火不实"五字括之，较为贴切。

本方所用木通，可用木通、川木通，但不能用关木通，因其有毒，如用量过大，可引起急性肾功能不全，甚至死亡；高老师在临床上多用灯心草，因此药亦有清心降火，利尿通淋之功，故可替代之。药房如无生甘草梢，也可使用生甘草。原方主方中未有竹叶，而竹叶在煎服法中，与诸药同煎；因原著方为散剂，现代用法可为与其他药物同煎同量，亦用6g。

龙胆泻肝汤为治肝胆实火上炎、
湿热下注的常用方

龙胆泻肝汤载于《医方集解》，为治肝胆实火上炎、湿热下注的常用方，本方配伍特点是泻中有补，利中有滋，降中寓升，祛邪不伤正，泻火而不伐胃。

现代常用于治疗顽固性偏头痛、头部湿疹、高血压、急性结膜炎、虹膜睫状体炎、外耳道疖肿、鼻炎、急性黄疸型肝炎、急性胆囊炎以及泌尿生殖系统炎症如急性肾盂肾炎、急性膀胱炎、尿道炎、外阴炎、睾丸炎、腹股沟淋巴结、淋巴结炎、急性盆腔炎、带状疱疹等属肝经实火湿热者。

龙胆泻肝汤（《医方集解》）			
酒炒龙胆草6g	酒炒黄芩9g	酒炒栀子9g	泽泻12g
木通6g	酒当归3g	酒生地黄9g	柴胡6g
生甘草6g	车前子9g		

功用：清泻肝胆实火，清利肝经湿热。

主治：肝胆实火上炎证，头痛目赤、胁痛，口苦，耳聋，耳肿，舌红苔黄，脉弦数有力；肝经湿热下注证，阴肿、阴痒、筋痿、阴汗、小便淋浊或妇女带下黄臭，舌红，苔黄腻，脉弦数有力。

● 方证辨解要点

病机特点

实火湿热并存，循经辨证为要。龙胆泻肝汤所主治的肝胆实火上炎、湿热下注，其实就是实火与湿热。实火就是火旺，多由情志和饮食异常所致；湿热主要由饮食不节所致，如饮酒，因酒是水火之精，不仅助热，也生水湿。

本方证，无论属实火还是湿热都与肝胆经络循行有关：肝经绕阴器、布胁肋、连目系、入颠顶；胆经起于目内眦，布耳前后，入耳中，一支入股中绕阴器，一支布胁肋。

肝胆之火循经上炎则头部耳目胀痛，或听力失聪，旁及而胁肋痛且口苦。湿热循经下注则阴痒阴肿、筋痿、阴汗、小便淋浊或妇女带下黄臭。舌红，苔黄，脉强有力，皆为火盛及湿热之象。

治法特点

泻火除湿擅其功，药量轻重在于理。鉴于本方针对的是实火和湿热，故其治法是清泻肝胆实火，清利肝胆湿热。

祛邪而不伤正，泻火而不伐胃。本方配伍特点是泻中有补，利中有滋，降中寓升，祛邪而不伤正，泻火而不伐胃，使火降热清，湿浊得利，循经所发诸症皆可相应而愈。

配伍特点

本方由10味药组成，内含导赤散。在10味药中苦寒的药占50%（龙胆草、栀子、木通、柴胡、黄芩）。本方名为"龙胆泻肝汤"，故龙胆草用量虽为6g乃为君，龙胆草大苦大寒，既能泻肝胆实火，又能利肝胆湿热，泻火除湿而擅其功，切中病机。黄芩、栀子均为9g，苦寒泻火、燥湿清热，助龙胆草泻火除湿。为给湿热之邪以出路则利导下行，从膀胱渗泄，故选用渗湿清热之泽泻、木通、车前子，导湿热从尿道而去。本方中泽泻用量最大为12g。肝为藏血之脏，若为实火所伤，阴血亦随之消耗，而且方中渗利之品居多，故加入当归、生地黄养血滋阴，使邪去而阴血不伤，且湿为阴邪，非温不化，当归是方中唯一辛温之品，而起温化之功。方中当归用量极轻，只有3g，但配伍生地黄而达养血滋阴之功。方中用6g柴胡，其原因在于肝体阴而用阳，性喜条达而恶抑郁，火邪内郁，而肝胆之气不舒，如骤用大量苦寒除湿之品，既使肝胆之气被郁，又易折伤肝胆生发之机，故用柴胡舒畅肝胆之气，并能引诸药归于肝胆之经。另外本方在有龙胆草之泻的同时有柴胡之升，不至于损伤肝气。临床上如果病在上柴胡不可多用，病在下亦可稍加。甘草调和诸药，护胃安神。

本方由10味药组成，但有5味药酒炒（龙胆草、黄芩、栀子、当归、生地黄），其用意一是降低燥性，二是取其辛散上行以泻火，三是防止苦寒泻下太过。当归、生地黄酒炒，取其温补。

临证悟谈

高老师在临床上使用龙胆泻肝汤多循本方剂中所标剂量。苦寒之药不宜重用，至于当归用量，方中只标3g，实有其意，最多不超过6g，因为本方以泻实火利湿热为重，补之太过反使除湿受累。

泻白散是治疗肺热喘咳的常用方

泻白散源于《小儿药证直诀》，为治疗肺热喘咳的常用方。其特点是清中有润，泻中有补。

现代可用于治疗小儿麻疹初期肺炎或支气管炎等属肺中伏火郁热者。

泻白散（《小儿药证直诀》）			
地骨皮30g	桑白皮30g	炙甘草3g	粳米1撮

功用：清泻肺热，止咳平喘。

主治：肺热喘咳证，气喘咳嗽，皮肤蒸热，舌红，苔黄，脉细数。

方证辨解要点

病机特点

伏热渐伤，热结于肺。泻白散是治疗肺热喘咳的常用方，名为"泻白"，"泻"即清热，"白"即入肺。本方由4味药组成，其中有2味白虎汤中的次要药。其病机是肺有伏火郁热，所谓伏火，不属于外感之热，而是伏热渐伤阴分所致。肺主气，宜清肃下降，火热郁结于肺，则气逆不降而为咳喘。肺合皮毛，肺热则外蒸于皮毛，故皮肤蒸热，以午后为重，但非阴虚所致，其特点是轻按觉热，久按若无，也不同于阳明证之蒸蒸发热，愈按愈盛之状。

舌红、苔黄、脉细数是邪热渐伤阴分之候。

治法特点

宣发肃降，正本清源。本方证是由于外邪引起，外邪久留不去，而且肺气已伤，肺热未清，有虚有实，所以治宜清泻肺中郁热，平喘止咳，补益脾胃以补肺气。其特点是清中有润，泻中有补，既不是清透肺中实热以治其标，也不是滋润肺以治其本，而是清肺中伏火以消郁热。对小儿稚阴稚阳之体具有标本兼顾之功，与肺为娇脏，不耐寒热之生理特点相吻合。

配伍特点

本方治疗特点，既重宣发，又重肃降。

方中选用桑白皮甘寒性降，专入肺经清泻肺热，平喘止咳。本方证有咳喘，而且是咳嗽气逆而气喘，桑白皮是甘寒之品，主要泻肺中热，兼能泻水利水和除痰，有"正本清源"之意，但临床选用时应蜜炙以缓其寒。地骨皮甘寒入肺，可助桑白皮清降肺中伏火，二药相合，清泻肺热以使金清气肃。地骨皮本身是甘寒之品，它能治疗骨蒸潮热，"有汗用地骨，无汗用丹皮"；它能够泻肺火，又入肾凉血，上清肺，下清肾，能养阴也能生津，不能补阴，但能养阴。李东垣对地骨皮有个解释：其名字从天地来讲，地是阴；从皮毛筋骨来讲，骨主里，可它又是骨的皮，皮又在表，为人身之表，所以地骨皮既能够治疗上热，又能治疗下热，特别是表里浮游之邪热。地骨皮本性偏于寒，故本方应用蜜炙使其寒性和缓。对于脾胃虚寒，大便溏薄者应禁用或加一些健脾止泻药物。高老师认为在临证中不应重用，有20g就够了。

由于本方证属肺气虚，肺气虚又源于脾胃，所以方中佐以甘草、粳米，既补益脾胃，又清肺和扶肺。临证中热盛时用生甘草，热不盛时用炙甘草，取其甘温益气。粳米约用100粒。在煎服法中特别强调食后服，其病在上，故应食后服。原方炙甘草太少了，因为本证有虚有实，由外邪引起，外邪久留不去，而且肺气已伤，肺热未清，故补脾胃焉有不至。另，粳米如药房没有，可用山药替代。

清胃散为治疗胃火牙痛的常用方

清胃散出自《脾胃论》，为治胃火牙痛的常用方，凡属热证或血热火郁者均可使用。本方药只五味，共奏清胃凉血之效，以使上炎之火得降，血分之热得除，于是循经外发诸症，皆可因热毒内清而彻解。

现代常用于口腔炎、牙周炎、三叉神经痛等属胃火上攻者。

清胃散（《脾胃论》）			
生地黄6g	当归身6g	牡丹皮9g	黄连6g
升麻9g			
功用：清胃凉血。			
主治：胃火牙痛，牙痛牵引头痛，面颊发热，其齿喜冷恶热，或牙宣出血，或牙龈红肿、溃烂，或唇舌腮颊肿痛，口气热臭，舌红苔黄，脉滑数。			

病机特点

　　胃热循经，热伤血络。清胃散为治疗胃火牙痛的常用方，病机可以从两个方面来认识：一是与阳明经循行有关，二是与胃多气多血有关。胃有积热，循经上攻，沿足阳明胃经循鼻入上齿，手阳明大肠经，上项贯颊入上齿，胃中热盛循经上攻，故牙痛牵引头痛，面颊发热，唇舌腮颊肿痛；胃热上攻则口气热臭。胃为多气多血之腑，胃热致血分亦热，血络受伤故牙宣出血，甚则牙龈溃烂；胃热伤津则口干舌燥，舌红，苔黄，脉滑数。

治法特点

　　胃热伤血伤津，治宜清胃凉血，使上炎之火得降，血分之热得除，于是循经外发诸症，皆可因热毒内清而彻解。

配伍特点

　　方中选用苦寒泻火之黄连为君，泻心胃之火。本方原黄连用量为6g，然有"夏月倍之"之说，由此可知黄连用量没有定数，但因黄连苦寒且燥，故用量要谨慎把握。《素问·至真要大论》云："诸痛痒疮，皆属于心。"本证有痛有疮有热，故用黄连泻心火，消疮疡。本方用辛微寒之升麻为臣，既取其清热解毒以治胃火牙痛，又取其轻清升散透发，可宣达郁遏之伏火，有"火郁发之"之意。高老师认为"火郁发之"不宜重用，因为"火郁发之"是在清热的前提下进行的，如果发之太过，反而会把火挑起来，那就适得其反。方中黄连得升麻，降中寓升，则泻火而无凉遏之弊；升麻得黄连，散火而无升焰之虞。胃为多气多血之腑，胃热盛已侵及血分，进而耗伤阴血，故本方以生地黄凉血滋阴，牡丹皮凉血清热，当归养血活血以助消肿止痛。因本证有痛有肿，有溃烂和出血，所以在此基础上用生地黄和牡丹皮凉血清心，才能使升麻起到"火郁发之"的作用。

总之本方诸药合用，共奏清胃凉血之效，以使上炎之火得降，血分之热得除，于是循经外发诸症皆可因热毒内彻而解。

临证悟谈

《医方集解》载本方有石膏，其清胃之力更强，特别是症见口渴饮冷者可加重石膏用量和并加玄参、花粉以清热生津。胃火炽盛之齿衄，可加川牛膝导血热下行。大便干燥便秘者，可加大黄导热下行。但本方药需放冷服之，以防助火伤胃。

玉女煎是治疗胃热阴虚牙痛的常用方

玉女煎出自《景岳全书》，内有半个白虎汤用药，即石膏、知母，是治疗胃热阴虚牙痛的常用药。本方药只五味，其特点是清热与滋阴共进，虚实兼治，以治实为主，使胃热得清，肾水得补。

现代常用于牙龈炎、糖尿病、急性口腔炎、舌炎等属胃热阴虚者。

玉女煎（《景岳全书》）			
石膏9～15g	熟地黄9～30g	麦冬6g	知母5g
牛膝5g			

功用：清胃热，滋肾阴。

主治：胃热阴虚证，头痛、牙痛，齿摇牙衄，烦热干渴，舌红苔黄而干，消渴，消谷善饥。

⬤ 方证辨解要点

方名特点

玉女代表阴，代表水。玉女煎是治疗胃热阴虚牙痛的常用方。有白虎汤中的2味主药，石膏和知母。本方可滋肾水，清阳明，治疗所谓的"少阴不足，阳明有余"。素体肾阴不足，可以从舌脉而辨之，临床上可见这类患者脉数而反细，其舌红，舌根无苔。

病机特点

少阴不足，阳明有余。本方主治少阴不足，阳明有余之证。可从经脉循行来解：阳明之脉上行头面，上入齿中，阳明之火有余，胃热循经上攻，则见头痛、牙痛；热伤胃中血络，则牙龈出血；热伤少阴阴精，故见烦热口渴，舌红苔黄且干。骨为肾之余，牙和牙床里面有骨，而牙龈为阳明，正合此病机。

治法特点

清热滋阴并进，虚实兼治。鉴于本方证为火盛水亏相因为病，而以火盛为主，治宜清胃热为主，兼滋肾阴。

配伍特点

石膏甘寒，质重，独入阳明，清阳明有余之热而不损阴，为君，其用量最多为15g。熟地黄甘而微温，以滋肾水之不足，为臣。君臣相佐，清火壮水，虚实兼顾。知母苦寒质润，一助石膏清胃热而止渴，一助熟地黄滋养肾阴，用量较轻，只有5g。麦冬微苦甘寒，助熟地黄滋肾而润肺燥，且可清心除烦，其用量为6g。牛膝导热引血下行，行血分之水从小便而出，且补肝肾，补时用怀牛膝，导热引血下行多用川牛膝。牛膝为佐使药，以降上炎之火，止上溢之血。

总之，本方配伍特点是清热与滋阴并进，虚实兼治，以治实为主，使胃热得清，肾水得补，诸症可愈。

临证悟谈

玉女煎与清胃散，同中有异。本方与清胃散同治胃热牙痛，但清胃散重在清胃火，属苦寒之剂，配伍升麻，意在升散解毒。兼用生地黄、牡丹皮凉血散瘀之品，主治胃火炽盛的牙痛、牙宣等症。玉女煎以清胃热为主，而兼滋肾阴，故用石膏为君，配伍熟地黄、知母、麦冬等滋阴之品，属清润之剂，功能清胃火、滋肾阴，主治胃火旺而肾水不足的牙痛及牙宣。二方一用生地黄，一用熟地黄，不可混淆。但玉女煎治疗齿衄出血多者，可改用生地黄，并加玄参以增清热凉血之功。

当归六黄汤是治疗阴虚火旺盗汗的常用方

当归六黄汤载于《兰室秘藏》，是治疗阴虚火旺盗汗之常用方。本方特点是养血育阴与泻火彻热并进，益气固本与育阴泻火相配，育阴泻火为本，益气固本为标。

现代可用于治疗甲状腺功能亢进、结核病、糖尿病、更年期综合征等属阴虚火旺者。

当归六黄汤（《兰室秘藏》）

当归6g	生地黄6g	熟地黄6g	黄连6g
黄柏6g	黄芩6g	黄芪12g	

功用：滋阴泻火，固表止汗。

主治：阴虚火旺，发热，盗汗，面赤心烦，口干唇燥，大便干结，小便黄赤，舌红苔黄，脉数。

● 方证辨解要点

病机特点

肾阴亏虚，火不上济。当归六黄汤是治疗阴虚火旺盗汗的常用方。汗证是指阴阳失调，腠理不固而致汗液外泄失常的病证。当归六黄汤治疗的是阴虚火旺所致的盗汗，其主要病机为肾阴亏虚，不能上济心火，则心火独亢，致使虚火伏藏于阴分，寐则卫气行阴，助长阴分伏火，两阳相加，迫使阴液失守而盗汗。可以说，这是一个恶性循环的过程：阴虚火旺→心火独亢→卫外失固→热迫汗出→汗出伤阴→阴虚生火旺……

阴虚火旺盗汗患者的症状，皆由虚火所致：虚火上炎，故见面赤心烦；火耗阴津，故见口干舌燥，舌红苔黄。

治法特点

滋阴泻火，固表止汗。鉴于本方证属阴虚火旺，治宜滋阴泻火，固表止汗，本方标本兼顾。

配伍特点

方中当归养血增液，血充则心火可治；生地黄、熟地黄，入肝肾而滋肾阴。三药合用，使阴血充则水能制火，以治其源，共为君药。因阴虚而火旺，必降其火，且汗为心之液，故用黄连清泻心火，黄芩、黄柏泻火以除烦，清热以坚阴。六药相合，热清而火不内扰，阴坚则不外泄。方中佐用黄芪，因汗出过多，卫虚不固而重用，益气实卫以固表，又固未定之阴，且可合当归、熟地黄益气养血。诸药合用，共奏滋阴泻火，固表止汗之效。

养阴泻火，标本兼顾。本方配伍特点：一是养血育阴与泻火彻热并进，标本兼顾，使阴固而水能制火，热清则耗阴无由；二是益气固表与育阴泻火相配，育阴泻火为本，益气固表为标，以使营阴内守，卫外固密，发热、盗汗诸症相应而愈。

中医通常认为，"阴虚盗汗，气虚自汗"。高老师认为，无论是盗汗还是自汗，都与气阴两虚，火旺迫汗有关。自汗是以益气清热治其本，盗汗是以滋阴清热固其本。

临床上运用本方，应重用生黄芪，可达30g；但三黄（黄连、黄柏、黄芩）用量不可过大，因三药苦寒燥伤阴；生地黄、熟地黄用量可加大。汗出过多可加浮小麦、麻黄根、山茱萸和五味子，以增强止汗作用。

当归四逆汤是养血温经散寒的常用方

当归四逆汤出自《伤寒论》，是养血温经散寒的常用方。它由桂枝汤加减变化而来，即桂枝汤去生姜，倍大枣，加当归、通草、细辛组成。其配伍特点是温阳与散寒并用，养血与通脉兼施，温而不燥，补而不滞。

现代常用于血栓闭塞性脉管炎、无脉症、雷诺病、脊髓灰质炎、冻疮、妇女痛经、肩周炎、风湿性关节炎等属血虚寒凝者。

当归四逆汤（《伤寒论》）			
当归12g（三两）	桂枝9g（三两）	芍药9g（三两）	细辛3g（三两）
炙甘草6g（二两）	通草6g（二两）	大枣8枚（二十五枚）	

功用：温经散寒，养血通脉。

主治：血虚寒厥证，手足厥寒，或腰、腿、足、肩臂疼痛，口不渴，舌淡苔白，脉沉细或细而欲绝。

方证辨解要点

病机特点

营血虚弱，寒凝经脉。当归四逆汤是养血温经散寒的常用方。本方证由营血虚弱，寒凝经脉，血行不利而致。其病机可以分为四个方面：一是阳气不足，不能到达四肢末端；二是素体血虚，营血不能充盈血脉；三是外感寒邪，寒邪阻滞，故见手足厥寒，而不厥逆，其寒只是指、趾至腕、踝不温，舌淡苔白，脉细欲绝或沉细；四是血虚寒入经络，经络受阻不通，故腰、腿、足痛。

治法特点

温阳与散寒并用，养血与通脉兼施。鉴于本方证为阳气不足，血虚兼外寒，故治疗当温经散寒，养血通脉。

配伍特点

当归四逆汤即桂枝汤去生姜，加当归、细辛、通草而成。方中重用当归，甘温养血和血，由于手足厥寒，而不是厥逆，故不用附子而用当归，以治血虚。桂枝辛温，通血脉；芍药养血和营，助当归补益营血。本方中用通草，有淡渗利小便之功，但用在此处，却起到通经络的作用，以畅血行。方中细辛温经散寒，助桂枝温通血脉，原方用量较大，但《方剂学》教材推荐只用3g，临床上可依症加减用量。另外细辛能够发越肾中之阳，可鼓动肾中阳气上行，并与通草有相制作用。方中重用大枣，原方为25枚，《方剂学》标注8枚，其作用有二：一是与甘草益气健脾养血，合当归、白芍以补营血；二是防桂枝、细辛燥烈大过，伤及阴血。炙甘草调药性，而为使药。

总之，本方配伍特点是温阳与散寒并用，养血与通脉兼施，温而不燥，补而不滞。

临证悟谈

四逆三方，区别运用。《伤寒论》中以"四逆"命名的方剂，有四逆散、四逆汤、当归四逆汤，三方主治中皆有四逆之证，但其病机、用药，却大不相同。

四逆散证是因外邪传经入里，阳气内郁，而不达四末所致。故其逆冷仅在肢端，不过腕、踝，自觉四末寒冷；而摸之不寒，尚可见身热、脉弦等症。

四逆汤之厥逆是因阴寒内盛，阳气衰微，无力到达四末而致，故其厥寒严重，冷过肘、膝，并伴有神衰欲寐、腹痛下利、脉微欲绝等症。

当归四逆汤证之手足厥寒，是血虚受寒，寒凝经脉，血行不畅所致。因寒邪在经，不在腑，故肢体厥寒程度较四逆汤证为轻，厥寒在腕、踝以下，并兼见肢体疼痛等症。

因此，三方用药、功用，全然不同。正如周扬俊所言"四逆汤全在回阳起见，四逆散全在和解表里起见，当归四逆汤全在养血通脉起见"。高老师在临床运用时如遇血虚兼肾阳虚者，往往加入附子滋补肾阳以增散寒之功。

小建中汤为调和阴阳、柔肝理脾的常用方

小建中汤亦系《伤寒论》桂枝加芍药汤重用饴糖而成，既是温中补虚、缓急止痛之剂，又是调和阴阳、柔肝理脾常用方。

现代常用于治疗胃及十二指肠溃疡、慢性肝炎、慢性胃炎、神经衰弱、再生障碍性贫血、功能性发热等属中焦虚寒，肝胃不和者。

小建中汤（《伤寒论》）			
桂枝9g	炙甘草6g	大枣6枚	芍药18g
生姜9g	饴糖30g		

功用：温中补虚，和里缓急。

主治：中焦虚寒、肝脾不和证，腹中拘急疼痛，喜温喜按，神疲乏力，虚怯少气，或心中悸动，虚烦不宁，面色无华，或伴四肢酸楚，手足烦热，咽干口燥，舌淡苔白，脉细弦。

● **方证辨解要点**

来源探寻

小建中汤能温中补虚，和里缓急，又为调和阴阳、柔肝理脾

常用方剂。本方由桂枝加芍药汤重用饴糖组成。《伤寒论》中以桂枝汤加减变化而成的方子很多，堪称"桂枝十八变"，本方是在桂枝汤化气和阴阳的基础上加味而来，变成一个温建中阳的方剂，就是用甘温合用和甘辛化阳的方法来建中阳。

病机特点

中焦虚寒，化源不足。本方证因中焦虚寒，肝脾失和，化源不足所致。由于中焦虚寒，肝木乘土，故腹中拘急疼痛，喜温喜按。脾胃为气血生化之源，中焦虚寒，化源匮乏，气血俱虚，故见心悸、面色无华，此为心血虚所致。方证中的咽干口燥，手足烦热，属阴虚发热、血虚发热、肺阴虚。脾主肌肉四肢，心脾虚，则神疲无力，虚怯少气。

治法特点

五脏气血皆空，从中治。从上可见，本方证虽为中焦虚寒，但表现为气血阴阳俱虚。因此，后人对于小建中汤的治疗原则提出"五脏气血皆虚，从中治"。"中"就是脾胃，是中焦，因为中焦脾胃为后天之本，为水谷之海，为气血生化之源。所以治当温中补虚，而兼养阴，和里缓急而能止痛。

配伍特点

温中焦以缓急，补中气以生血。基于以上治疗原则，本方组方具有明显的特点。方中重用甘温质润之饴糖为君，温补中焦，缓急止痛，不但补脾气，而且滋脾阴。

方中选用酸甘化阴的芍药，而且加大芍药用量，主要是为了补中阳而不伤阴，又适合虚劳之证，阴阳兼顾。方中运用桂枝加芍药汤，目的是温脾和中，缓急止痛。

总之，本方重点是温补中阳。本方证，不仅有虚寒还有虚热，不单有气虚还有血虚，选择的治法是补气以生血，因为气无形、血有形，补气容易、补血难，补气快、补血慢。中医有"血脱者益气"之说法，即出血过多的，要赶快补气，通过补气以摄血，补气以生血。所以把补气放在第一位。

本方由桂枝加芍药汤重用饴糖而成，其理法与桂枝汤有别。桂枝汤以桂枝为君，具有解肌发表，调和营卫之功效，主治外感风寒表虚证；本方以饴糖为君，意在温中补虚，缓急止痛，主治中焦虚寒、虚劳里急证。

临证悟谈

临床上如见阴阳气血俱虚证，可选用黄芪建中汤温中补气，和里缓急。如产后虚羸不足，腹中疼痛，可选用当归建中汤温补气血，缓急止痛。如见中阳虚衰，阴寒内盛之脘腹剧痛者，那就应当选用大建中汤，温中补虚、降逆止痛。

参苓白术散是治疗脾虚湿盛泄泻的常用方

参苓白术散是《太平惠民和剂局方》中一首药性平和，温而不燥，治疗脾虚湿盛泄泻的常用方，在四君子汤基础上加山药、莲子、扁豆、薏苡仁、砂仁、桔梗而成，兼能渗湿行气，并有保肺之效。本方是治疗脾虚湿证，体现培土生金之法的常用方。

现在常用于治疗慢性胃炎、贫血、慢性支气管炎、慢性肾炎及妇女带下病属脾虚湿盛者。

参苓白术散（《太平惠民和剂局方》）

莲子肉 5g	薏苡仁 5g	缩砂仁 5g	炒桔梗 5g
炒扁豆 7.5g	白茯苓 10g	人参 10g	炒甘草 10g
白术 10g	炒山药 10g	大枣 3枚	

功用：益气健脾，渗湿止泻。

主治：脾虚湿盛证，饮食不化，胸脘痞满，肠鸣泄泻，四肢无力，躯体瘦弱，面色萎黄，舌淡苔白腻，脉虚缓。

方证辨解要点

病机特点

脾虚湿盛为本，肠鸣泄泻为标。参苓白术散是治疗脾虚湿盛泄泻的常用方。本方证是脾虚湿盛所致，舌淡苔白腻，脉虚缓。脾胃虚弱，纳运无力，故饮食不化，水谷不化，清浊不分，故见肠鸣泄泻。湿滞中焦，气机阻滞，而见胸脘痞满。脾失健运，则气血生化不足。脾主肌肉四肢，脾虚则肢体失于濡养，故四肢无力，形体消瘦，面色萎黄。故治宜补益脾胃，渗湿止泻。

治法特点

培土生金，亦补宗气。参苓白术散是治疗脾虚湿盛泄泻的常用方，也是"培土生金"的常用方剂，药性平和，温而不燥，兼有保肺之效。

配伍特点

本方是在四君子汤基础上，加山药、莲子、白扁豆、缩砂仁、桔梗而成。本方中四君子汤原是调补脾胃的方剂，再加益气健脾渗湿的药，不单治疗脾虚湿盛证，也可治疗因脾气虚而致宗气虚、宗气不足，则见气短、喘促的肺气虚之证。

本方温而不燥，祛湿而不伤阴。四君子汤诸药共为君，山药、莲子肉助其健脾益气，兼能止泻。山药还能滋养脾阴，兼有涩性。莲子肉主要是补脾养心，既可以止泻又可以治疗因脾气虚而致心气不足造成的心慌，还有固涩的作用。方中白扁豆、薏苡仁都能祛湿，助白术、茯苓健脾渗湿，由于水湿内停是由脾虚所致，转而又困脾气，所以在补脾的基础上通调水道和祛湿，又有山药滋脾阴，而使本方温而不燥、祛湿而不伤阴。砂仁醒脾和胃，作为中焦用药。砂仁与豆蔻根据其药性温热程度加以区别。二者都温脾胃行气，中焦寒湿重的用豆蔻，轻的或用砂仁，单纯健脾亦用砂仁，湿困中焦的用豆蔻，如果用于下焦就需用入肾经的药，砂仁与熟地黄一起用，既可补肾，又可止腻。桔梗宣肺利气，通调水道，又能载药上行，培土生金。从表面症状看，有心悸、咳嗽有痰，从单个症状可以理解，桔梗能载药上行在肺气，止咳化痰；但因肺脾之气相通，桔梗可以升、可以降，从而达到通调水道之功。

综观全方，补中气，渗湿浊，行气滞，使脾气健运、湿邪得去，则诸症自除。

临证悟谈

本方以益气健脾，渗湿止泻为主。临证遇到泄泻比较重时，为了进一步发挥白术、山药、白扁豆、薏苡仁健脾燥湿的功用，都应炒用以增强固泻之功；如果脾气虚为重，白术、山药亦可生用。

生脉散是治疗气阴两虚的常用方

生脉散始载于《医学启源》，是治疗气阴两虚的常用方。本方由人参、麦冬、五味子组成，三药合用，一补一润一敛，益气养阴，生津止渴，敛阴止汗，使气复津生，汗止阴在，气充脉复，故名生脉。

现代常用于治疗肺结核、慢性支气管炎、神经衰弱，治咳嗽、心烦、失眠以及心律不齐属气血两虚者，亦可治疗急性心肌梗死、心源性休克、失血性休克及冠心病等属气阴两虚者。

生脉散（《医学启源》）		
人参 9g	麦冬 9g	五味子 6g

功用：益气生津，敛阴止汗。

主治：温热、暑热、耗气伤阴证，汗多神疲，体倦乏力，气短懒言，咽干口渴，舌干红少苔，脉虚数；久咳伤肺，气阴两虚证，干咳少痰，短气自汗，口干舌燥，脉虚细。

方证辨解要点

病机特点

大热伤气，汗出伤阴。生脉散是治疗气阴两虚的常用方。本方证由大热伤气、汗出伤阴所致。由于热伤气而气虚，气虚不固而汗出，从而造成气阴两伤。所谓气伤是指胸中宗气（即心肺之气）伤，心肺气虚则见虚数脉象。脾主皮毛，若伤肺气，卫外失固，津液外泄，故汗多；肺主气，肺气受损，故气短懒言，神疲乏力；阴伤而津液不足以上承，则咽干口渴，舌红少苔。

治法特点

益气养阴为本，生津敛汗为标。鉴于本证属气阴两虚，治宜益气养阴生津。

配伍特点

人参甘温，益元气，补肺气，生津液，用此为君，以补气为主。麦冬甘寒，养阴清热，润肺生津，以养阴为主，与人参合用，达益气养阴之功。麦冬本补肺胃之阴，但在本方中，是补心肺之阴的。五味子酸温，敛肺止汗，生津止渴，以收敛心气。

总之本方三药合用，一补一润一敛，益气养阴，生津止渴，敛肺止汗，使气复津生，汗止阴存，气充脉复，故名"生脉"。《医方集解》说："人有将死脉绝者，服此能复生之，其功甚大。"本方治疗久咳肺伤甚有功效。

临证悟谈

高老师在临床上以生脉散治疗心肺气阴两虚之证。如治心阴不足，多加入丹参，以增其益气养阴、养血活血之力，气、阴、血同补。

玉屏风散为治疗表虚自汗的常用方

玉屏风散版本很多，临床常用者载于《医方类聚》，是治疗表虚自汗的常用方。本方有益气固表、扶正祛邪之功。

现代常用于治疗过敏性鼻炎、上呼吸道感染属表虚不固而外感风邪者，以及肾小球肾炎属于伤风感冒而致病情反复者。

玉屏风散（《医方类聚》）		
防风30g	炙黄芪60g	白术60g

注：每次服6～9g，枣汤送服。

功用：益气固表止汗。

主治：表虚自汗，汗出恶风，面色㿠白，舌淡苔薄白，脉浮虚，亦治虚人腠理不固，易感风邪。

🔵 方证辨解要点

病机特点

御风屏障，珍贵如玉。玉屏风散为治疗表虚自汗的常用方，方名"玉屏风"，取其功用似御风屏障，而又珍贵如玉之意。本方有多个版本，但主方均由防风、炙黄芪、白术组成。主治卫气虚弱不能固表。卫虚则腠理不密，则易为风邪所袭，故多有恶风而易于感冒；表虚失固，营阴不能内守，津液外泄则常自汗；气虚则面色㿠白，舌淡苔薄白，脉浮虚。

治法特点

邪之所凑，其气必虚。本方主治表虚，柯琴云："邪之所凑，其气必虚，人体卫气虚弱，腠理不密，不能固表。故治风者，不患无以驱之，而患无以御之；不畏风之不去，而畏风之复来。何则？发散太过，玄府不闭故也。"所以对于风邪所袭而时感冒，治当固其卫。鉴于本方证属表虚自汗，故治宜益气固表止汗。

配伍特点

方中黄芪甘温，内可大补脾肺之气，外可固表止汗，柯琴言其"能补三焦而实卫，为玄府御风之关键，且无汗能发，有汗能止"。白术健脾益气，助黄芪加强益气固表之力，与黄芪合用，使气旺表实，则汗不外泄，外邪亦难内侵。佐以防风，走表而散风御邪，黄芪得防风，则固表而不留邪，防风得黄芪，则祛邪而不伤正。《古今名医方论》指出"防风遍行周身，称治风之仙药，上清头面七窍，内除骨节疼痹，外解四肢挛急，为风药中之润剂，治风独取此味，任重功专矣"。

本方有多个版本。《医方类聚》版组成为防风一两、炙黄芪二两、白术二两，每服三钱加大枣一枚。而其他版本如《丹溪心法》所载方有防风一两、黄芪一两、白术二两，每服三钱加生姜三片。但诸方中白术用量都大于或等于黄芪用量，此不可不知也。

高老师在临床上，在玉屏风散中加黄精、淫羊藿、五味子，用于预防感冒经验，其效可嘉。本方亦可治疗肺气虚之过敏性鼻炎，与桂枝汤合方。

完带汤为治脾虚肝郁湿浊下注的常用方

完带汤是《傅青主女科》治疗白带的常用方，即治脾虚肝郁湿浊下注带下之常用方。本方配伍特点是寓补于散，寄消于升，培土抑木，肝脾同治。

现代常用于阴道炎、宫颈糜烂、盆腔炎属脾虚肝郁湿浊下注者。

完带汤（《傅青主女科》）			
炒白术30g	炒山药30g	酒白芍15g	车前子9g
炒苍术9g	人参6g	陈皮2g	柴胡2g
黑芥穗2g	甘草3g		

功用：补脾疏肝，化湿止带。

主治：脾虚肝郁，湿浊带下。带下色白，清稀如涕，面色㿠白，倦怠便溏，舌淡苔白，脉缓或濡弱。

方证辨解要点

病机特点

脾虚肝郁，带脉失约。完带汤为治脾虚肝郁湿浊下注的常用方。本方所主病症乃由脾虚肝郁，带脉失约，湿浊下注所致。脾虚则生化之源不足，气血不能上荣于面，致面色㿠白；脾失健运，水湿内停，清气不升，致倦怠便溏；脾虚肝郁，水湿下注，带脉不固，致带下色白量多，清稀如涕；脾虚湿盛，则舌淡苔白，脉濡弱。

治法特点

寓补于散，寄消于升，培土抑木，肝脾同治。综观以上诸症，其病机是脾虚肝郁。脾虚湿浊内生，肝郁化热，湿浊下注。观其用药，有清热之品，故有湿热之象。故治宜补脾益气，疏肝解郁，化湿止带。

配伍特点

方中重用炒白术、炒山药补脾祛湿，使脾气健运，湿浊得消，其中山药有固肾止带之功，二者为君，以治病本。人参补中益气，以助白术、山药补脾之力；苍术燥湿运脾，以增祛湿化浊之力；白芍柔肝理脾，使肝木条达而脾土自强；车前子清热利湿，令湿浊从小便分利；佐以少量陈皮，理气燥湿，既可使补药补而不滞，又可行气以化湿；少量柴胡与黑芥穗之辛散，得白术则升发脾胃清阳，配白芍则理脾解郁；甘草调和诸药，并能和中。

诸药相配，使脾气健旺，肝气条达，清阳得升，湿浊得化，肝脾同治，标本兼顾。

方剂辨析

治带有三方，即完带汤、易黄汤和清带汤。完带汤为脾虚肝郁，湿浊下注之常用方，其方证有虚有实，有寒有热，其治法特点是寓补于散，寄消于升，培土抑木，肝脾同治。若兼湿热，可加黄柏；若兼寒湿，可加炮姜。易黄汤由炒山药、炒芡实、黄柏、车前子、白果组成，适用于脾虚湿热带下，治法为健脾燥湿，清热止带。清带汤是《医学衷中参西录》之方，由生山药、生龙骨、生牡蛎、海螵蛸、茜草组成，适用于带下赤白，清稀量多，连绵不断，治法在健脾止带之中亦有和营。

临证悟谈

完带汤中所用为炒白术、炒山药、炒苍术、酒炒白芍、酒车前子，而非生用；易黄汤中也用炒山药、炒芡实、盐炒黄柏；而清带汤中用生山药、生龙骨、生牡蛎，用生山药以滋真阳、固元气。临床上湿甚者，可加上茯苓、炒薏仁祛湿；热甚者可加苦参、败酱草、蒲公英清热解毒；带下不止加鸡冠花、莲须固涩止带；带下腥臭加白花蛇舌草清热化湿。

归脾汤是治疗心脾气血两虚的常用方

归脾汤出自《济生方》，是治疗心脾气血两虚的常用方，中医名方之一，为严用和根据《素问》"二阳之病发于心脾"之理论而创。中医认为心藏神而主血，脾主思而统血，而本方主治思虑过度，劳伤心脾，则脾失健运，心血不足，发为惊悸怔忡、食少、体倦诸症。对于脾虚气弱不能统血，而见崩漏诸症，均有疗效，从而达到"引血归脾"，故方名"归脾汤"。元代危亦林在《世医得效方》中对本方有所发挥，增加治疗脾不统血之吐血、下血；明代薛立斋《正体类要》在原方中又增加了当归、远志两味药，使养血宁心之效尤彰，从此一直沿用至今；清代汪昂在《医方集解》更扩充其适应范围，先后将该方应用于惊悸、盗汗、食少、妇人经带、肠风等症。这些都是后世医家通过临床实践逐步完善起来的。

现代本方常用于胃及十二指肠溃疡出血、功能性子宫出血、再生障碍性贫血、血小板减少性紫癜、神经衰弱、心脏病等属气血两虚及脾不统血者。

归脾汤（《正体类要》）			
人参6g	白术3g	茯神3g	炙甘草1g
炙黄芪3g	当归3g	龙眼肉3g	酸枣仁3g
木香1.5g	生姜5片	大枣3～5枚	远志3g

功用：益气补血，健脾养心。

主治：心脾两虚证，心悸怔忡，健忘失眠，盗汗，体倦食少，舌淡，苔薄白，脉细弱；脾不统血证，便血，皮下紫癜，妇女崩漏、月经先期，量多色淡，或淋漓不尽，舌淡，脉细弱。

方证辨解要点

病机特点

劳伤心脾是病因，气血不生是病机。归脾汤是由于思虑过度，劳伤心脾，也就是思考问题太多、太过，所以心脾之气受伤，造成血的生成不足，自然心血也就不足，"思则气结，愁忧而不解则伤意"。中医认为，心藏神，肝藏魂，肺藏魄，脾藏意，肾藏志。伤意就是伤脾，脾伤则气血生成必然受到影响，因而造成气血不足，脾又主思而统血。"气为血帅""脾统血"，因而脾虚与月经不调有很大关系。

归脾汤五证，内涵深远。本方证所见诸症，可分为以下几个部分，即心悸怔忡、健忘失眠、盗汗虚热、食少体倦、月经不调五个证候。

1.心悸、怔忡、心动是一回事，但是程度有所不同。心动是心中自觉慌乱，动荡不稳；怔忡是心中躁动不安、惕惕动。心气不足或心血不足都可以导致心动，心虚可产生心悸、怔忡。惊悸是由于外物触动而悸，对于心悸与惊悸，孰轻孰重，谁先谁后，各家说法不一，这必须从辨证的角度去认识。

2.关于失眠，简要解释，就是阳不入阴，因为"阳入于阴则寐，阳出于阴则寤"。心藏神，肝藏魂，凡是心肝气虚、血虚，特别是血虚更容易引起失眠，这是因为血虚后，心和肝都生热，心有心火，肝有相火。心热、肝热，神魂不安于舍，也就是阳不得入阴，所以就不能入睡。并且，由于气血虚，不能养神，神虚不得安，所以也可出现不寐。由于神来源于水谷之精气，所以健脾气是相当重要的。另外，失眠还可由"心肾不交"导致。心火下交于肾，肾水上济于心，则心肾相交，是正常的生理状态。这里必须注意"心肾相交，脾为之媒"这个问题，这是因为脾主升降，由于脾在中焦起升降作用，才有助于心火下交于肾，肾水上济于心。

3.关于盗汗、虚热，这是因为气血虚弱不能固表，表气不固，所以阳浮于外，因此而发热，甚至还可盗汗。

4.由于脾气亏虚，中气不足，所以身体疲倦，食少、纳食不香。

5.关于月经不调，出现崩漏，中医认为"气为血帅""脾统血"，由于脾虚气弱不能统血而月经不调，出现月经提前，经量时多时少，经行不净，经期较长，经色淡红。如果出现血崩，使用本方略显不强，当用其他补气固涩之方止崩后，方可用此方善后。

治法特点

本方名为补气，实为补血。归脾汤归类于补血剂，而在方中，我们却看到许多补气药，而且这些药占大多数，其中有四君子汤的组成药物和黄芪，有时很难理解。如果按照现代对中药的分类，在这个补血的方剂中，补血药只有当归和龙眼肉，而且当归剂量并不算多。把这个方子作为补血剂，其中的理论比较深，但确有疗效，有其特点。方中四君子汤与炙黄芪，首先起到益气健脾的作用，当把脾补了之后，相应地发生了一些变化。《灵枢·决气》

曰："中焦受气取汁，变化而赤是谓血。"无论"受气"还是"取汁"，首先在脾，故而重用这几味药补脾。

补血、补阴之药甚多而本方却选用当归和龙眼肉，这是因为气主煦之，气虚就不能温煦，气有余便是火，气不足就是寒，所以要选择一些温药，当归与龙眼肉是温性的，故与补气药相配，补益心脾。

配伍特点

方中酸枣仁，酸、甘，可以补肝胆之气，清肝胆之热，同时还可以醒脾气。"虚则补其母""母能令子实"，故补肝也能补心，有利安神。远志味甘，性温，有安神益志、祛痰开窍之功，有交通心肾的作用；从其药名而论，志藏于肾，故远志应入肾经，也入心经，所以治疗心肾不交的失眠，也治心肾不足的健忘症。这里还要注意一点，方中用的是茯神而不是茯苓，为的是加强宁心安神的作用。由于忧思伤脾，思则气结，故方中加入少量木香，以振奋脾气，使气结得解，又补而不壅，滋而不腻，能够更好地发挥补气生血的作用。此方中用生姜5片、大枣3～5枚，调和脾胃以资化源。使用时不可丢之不用。

心脾同治，重点在脾；气血并补，重在补气。本方的特点：一是心脾同治，重点在脾，使脾旺而气血生化有源，故方名"归脾"；二是气血并补，但重在补气，意在气为血之帅，气生血自生，血足则心有所养；三是补气养血药中佐以木香理气醒脾，补而不滞。正如张璐所说，此方"滋养心脾""鼓动少火"，妙以"木香调畅诸气"，而"近世以木香性燥不用，服之多致痞闷，或泄泻、减食者，以其纯阴无阳，不能输化药力故耳"。

本方是治疗心脾气血两虚证的常用方，临床上应以心悸失眠，体倦食少，便血或崩漏，舌淡，脉细弱为辨证要点。

临证悟谈

归脾汤与补中益气汤二方，同用人参、黄芪、白术、甘草以益气补脾，各有所偏：前者以补气药配伍养心安神药，意在心脾双补，复二脏生血、统血之职，主治心脾气血两虚之心悸、怔忡、健忘、失眠、体倦、食少，以及脾不统血之便血、崩漏等；后者是补气药配伍升阳举陷药，意在补气升提，复脾胃升清降浊之能，主治脾胃气虚、气陷之少气懒言、发热及脏器下垂等。

一贯煎是治疗阴虚肝郁、
肝胃不和所致胁肋疼痛的常用方

一贯煎出自《续名医类案》，是治疗阴虚肝郁，肝胃不和所致胁肋疼痛的常用方。全方药只六味，诸药合用，使肝阴得养，肝气得舒，则诸症可解。

现代常用于慢性肝炎、慢性胃炎、胃及十二指肠溃疡、肋间神经痛、神经症等属阴虚肝郁者。

一贯煎（《续名医类案》）			
北沙参9g	麦冬9g	当归身9g	生地黄18～30g
枸杞子9～18g	川楝子4.5g		

功用：滋阴疏肝。

主治：肝肾阴虚，肝气郁滞证，胸脘胀痛，吞酸吐苦，咽干口燥，舌红少津，脉细弱或虚弦，亦治疮疡瘰疬。

● 方证辨解要点

病机特点

肝肾阴虚为本，肝气郁结为因。本方是治疗阴虚肝郁，肝胃不和所致胁肋疼痛的常用方。因为肝肾阴虚导致烦躁、低热，肝气就不能条达舒畅，于是气郁不舒，上犯胃脘，横逆于胸胁，下聚于少腹，则见胁痛、胸痛、胃脘痛、小腹痛，其痛都是胀痛；除此以外，还可见吞酸口苦，此乃"肝木上乘胃也"。肝气阻于胸胁则胸闷胁痛，下犯于少腹则小腹痛，日久短气不利则生癥瘕积聚等症。阴津不能上乘，则咽干口燥，舌红少津，其脉细弱或虚。本方证不属肝有余，而属于肝阴不足所致气郁，主要按虚证治。

治法特点

肝体阴而用阳，乃治疗之根本。肝藏血，主疏泄，体阴而用阳，善条达而恶抑郁。肝肾阴血亏虚，肝脾失养，则疏泄失职，肝气郁滞，故治宜滋阴养血，柔肝疏郁。

配伍特点

根据以上分析，由于肝肾阴虚，故用生地黄作为主药，麦冬、枸杞子作为辅药。方中重用生地黄滋阴养血，补益肝肾作为君药，以取滋水涵木之意。当归、枸杞子养血滋阴柔肝，以补肝为主，兼补肾阴。北沙参、麦冬滋养肺胃，养阴生津，意在佐金平木、扶土抑木。方中用少量川楝子疏肝清热，理气止痛，属其条达之性，因其苦寒不可重用，以防伤及肝木所乘之胃，但此药与大量滋养阴血的药相配则无苦燥伤阴之弊。诸药合用，使肝气平调，诸症可解。

本方主治因为肝肾虚、肝阴虚所致气郁。同时从方证中的舌象来看，舌是红的，有热象，因此用补阴而偏凉的药，尤侧重于阴、血、肝的辨治，所以用生地黄而不用熟地黄，用麦冬不用天冬，再配上枸杞子补肝兼补肾。方中用当归身而不是全当归来补肝血；北沙参既补肺阴，又补肺气，使肺气恢复肃降功能；川楝子泻肝热、疏肝气。

本方重在滋阴，佐以理气。本方配伍特点，是在大队滋阴药物之中，稍佐川楝子疏肝理气。补肺与疏肝相结合，以补为主，使肝体得养，而无滋腻碍胃、遏制气机之虞，且无伤及阴血之弊。全方组方严谨，配伍得当，照顾到肝"体阴而用阳"的生理特点，为滋阴疏肝之要方。

临证悟谈

由于本方治肝阴不足而气郁，如果用行气疏肝之药，如柴胡疏肝散，就会越治越坏。因为行气疏肝药多重燥，本方证为阴虚证，用了理气药，越燥越伤阴，阴伤则气郁，气郁则化火。本方证宜用滋阴药，滋阴柔肝，使肝气恢复肝条达，气郁自然得解。

在临床上应当注意，本方证的胁痛、胃脘痛、腰痛均属肝气不舒，凡气郁处则作胀痛。高老师在临床常用此方加板蓝根、郁金、五灵脂等药治疗蛇串疮后遗症之疼痛，因为此症前期湿热伤阴，造成肝肾阴虚，气郁致血脉不通而痛。

临床上治疗胁痛有三方：肝郁气滞证，胁肋胀痛，走窜不定，运用柴胡疏肝散治疗；瘀血阻络证，胁肋刺痛，痛有定处，运用血府逐瘀汤治疗；肝络失养证，胁肋隐痛，悠悠不休，运用一贯煎治疗。

肾气丸为补肾助阳的常用方

肾气丸源于《金匮要略》，为补肾助阳的常用方，也是中医名方之一。本方可看作六味地黄丸方易熟地黄为干地黄加附子、桂枝而成。现代仍用熟地黄，桂枝改为肉桂，确切地讲，就应当称为"桂附地黄丸"了。这个方子和六味地黄丸一样，也可以说是一个主方，一个基本方，或者一个补充方。

肾气丸（《金匮要略》）			
干地黄 240g	山药 120g	山茱萸 120g	泽泻 90g
茯苓 90g	牡丹皮 90g	桂枝 30g	附子 30g

注：现代多制为丸，每次服6g。

功用：补肾助阳。

主治：肾阳不足证，腰膝酸软，半身以下常有冷感，少腹拘急，小便不利，或小便反多，入夜尤甚，阳痿早泄，舌淡而胖，脉虚弱，尺部沉细，以及痰饮、水肿、消渴、脚气等。

方证辨解要点

病机特点

水火不能同居，阴阳不能相制。肾的特点是水火同居，一阳居于二阴之间，真阳至阴都在里面，肾阴和肾阳互相制约，互相为用：肾阴没肾阳不能化，是"死阴"；肾阳没肾阴不能长，也不能够安居在下焦起到蒸化、温养的作用，这是阳的特点。阳是主动的，当阴虚时，阳不能安于下而上僭；阳危，则肾阴不能与虚阳相合而上行。这是因为阳虚后，真阴不化，为"死阴"，为"邪水"，不能与阳互相维系，互相为用。又因阴主静，阳因有主动的特点就会上行，所以治法为在补阴的基础上补阳，使阳气缓缓而生，在缓补的同时不至于伤阴，即"少火生气"之理。

其火无源，故生阴翳。本方证由肾阳不足所致，其病机均宜以肾的生理特点来分析。腰为肾之府，肾阳不足故腰痛脚软，身半以下带有冷感，少腹拘急。肾阳虚弱，不能化气利水，水停于内，则小便不利，少腹拘急，甚或转胞。肾阳亏虚，水液直趋下焦，津不上承，故消渴，小便反多。肾主水，肾阳虚弱，气化失司，水液失调，留滞为患，可发为水肿、痰饮、脚气等。诸症虽多，究其根本，病机为肾阳亏虚，治宜补肾助阳之法，即王冰所谓"益火之源，以消阴翳"。关于小便的变化，膀胱藏津液，司气化，小便不利是由于气化的作用失常所致。膀胱气化要靠肾阳辅助，肾司开阖，主二便，肾阳虚的人多气化、开阖失常，所以有小便不利之症，如小便余沥不尽。

治法特点

本方功用"补肾助阳"，不可简单理解为温补肾阳。本方微生肾气，可看作补益肾气之方。方中附子、桂枝用量极轻，如需温补肾阳，可改用桂附地黄丸。

配伍特点

善补阳者，阴中求阳。本方治法为补肾助阳，取"益火之源，以消阴翳"之理，处方用大辛大热的附子温肾助阳为首，桂枝辛温，为温阳化气要药。二药相合，补肾阳、助气化，共为君药。张介宾说"善补阳者，必于阴中求阳，则阳得阴助，而生化无穷"。肾为水火之源，内藏元阳、元阴。阴阳一方的偏衰，必将导致阴损及阳或阳损及阴。而且肾阳虚一般病程较久，多可由肾阴虚发展而来。若单补阳而不顾及阴，则阳无所依附，无从发挥温补之能，故本方以六味地黄丸为基础方来补肾阴，达到"阴中求阳"之效。方中用干地黄滋阴补肾，而山茱萸、山药补脾肺、益精血为臣。君臣相佐，补肾填精，温肾助阳，不仅可借阴中求阳而增补阳之力，而且阳药得阴药则温而不燥，阴药得阳药则滋而不腻，相得益彰。方中补阳之药，药少量轻；而滋阴之品，药多量重。可见立方主旨，不是峻补元阳，乃是微微生火，鼓舞肾气，即取"少火生气"之意，正如柯琴所云"此肾气丸纳桂、附于滋阴剂中十倍之一，意不在补火，而在微微生火，即生肾气也"。

方中再以泽泻、茯苓利水渗湿，配桂枝又善温化痰饮。牡丹皮苦辛，入血分，合桂枝则可调血分之滞。三药寓泻于补，俾邪去而补药得力，为制诸阴药助湿碍邪之虞。

总之，诸药合用，助阳化气，滋阴生气，使肾阳振奋，气化复常，而诸症愈。

本方配伍特点有二：一是补阳配以滋阴之品，阴中求阳，使阳有所化；二是少量补阳药与大队滋阴药为伍，旨在微微生火，少火生气。

临证悟谈

本方名为肾气，实为温肾。既然温补肾阳为什么不明确叫肾阳丸呢？这是因为本方立方之意非峻补元阳，而是在微微生火鼓舞肾气，即取"少火生气"之意。故用少量桂枝行气化，以微生肾气。严格地讲，补肾阴有六味地黄丸，补肾阳则为桂附地黄丸，那么用何方补肾气呢？高老师认为非此方莫属。故肾气丸的主治当为补肾助阳，而不是峻补元阳。

四神丸为治命门火衰不能暖土所致五更泻或久泻的常用方

四神丸的"四神之药"即肉豆蔻、补骨脂、五味子和吴茱萸，但煎药时要加生姜、红枣，待水干，取枣肉为丸。临床运用此方时，可按本方各味药的1/10用之。本方宜在临睡时用淡盐汤或白开水送下，更为奏效。

四神丸（《内科摘要》）			
肉豆蔻60g（二两）	补骨脂120g（四两）	五味子60g（二两）	吴茱萸30g（一两）

生姜120g　　　红枣50枚
（四两）　　　　（五十枚）

注：熬至水干，取枣肉为丸，每次服9g。

功用：温肾健脾，固肠止泻。

主治：脾肾阳虚之肾泄证，五更泄泻，不思饮食，食不消化，或久泻不愈，腹痛喜温，腰酸肢冷，神疲乏力，舌淡苔薄白，脉沉迟无力。

● 方证辨解要点

病机特点

命门火衰，火不暖土。四神丸为治疗命门火衰不能暖土所致五更泄泻或久泻的常用方，"四神"乃"四种神药"之意也。五更泻实际上属于脾肾阳虚。《素问·金匮真言论》言："鸡鸣至平旦，天之阴，阴中之阳也，故人亦应之。"五更（平旦）天见明，正是阴气极重，阳气萌发之际，命门火衰者应于此时，因阴寒内盛，命门之火不能上温脾土，脾阳不升而水谷下趋，故五更泄泻。正如《医方集解》所云："久泻皆由肾命火衰，不能专责脾胃。"此乃肾司二便也。

脾失健运，故不思饮食，食不消化；脾肾阳虚，阴寒凝聚，则腹痛，腰酸肢冷。脾肾阳虚，阳气不能转化精微以养神，以致神疲乏力。《素问·生气通天论》所言"阳气者，精则养神"正合此理。

治法特点

四神之药，治有神功。鉴于脾肾阳虚，故治宜温肾健脾，固涩止泻。

配伍特点

方中重用补骨脂，味辛苦，性温，补命门之火以温养脾土为君药。肉豆蔻为臣，温中涩肠，与补骨脂配伍，既可增加温肾暖脾之力，又能涩肠止泻。吴茱萸温脾暖胃以散阴寒。五味子酸温固肾涩肠，合吴茱萸以助君臣药温涩止泻之力，故为佐药。煎服之法，加生姜、大枣，意在温补脾肾，鼓舞运化。

总之，诸药合用，脾旺土强，肾泄自愈。正如《绛雪园古方选注》所言："四种之药，治肾泄有神功也。"

临证悟谈

四神丸虽言"四神之药"，但原方煎服法要加生姜四两（120g），红枣50枚，水干，取枣肉为丸。临床运用此方时，万万不可按原剂量用之，可按原方各味药的1/10用之，需加生姜和大枣。按《医方集解》记载，本方服法宜"临卧盐汤下"，又云："若平旦服之，至夜药力已尽，不能敌一夜之阴寒故也。"颇有道理。故应嘱患者临睡时服药，更能奏效。

天王补心丹为治疗心肾阴血亏虚所致
神志不安的常用方

天王补心丹来源于《校注妇人良方》，为治疗心肾阴血亏虚所致神志不安的常用方。本方之所以称为"天王补心丹"可以理解为："天"指先天之肾阴；"王"为心，心是君主之官；"丹"为补之精品。故称为"天王补心丹"。本方配伍滋阴补血以治本，养心安神以治标，标本兼治，心肾两顾，但以补心治本为主，共奏滋阴养血、补心安神之功。

现代常用于神经衰弱、冠心病、精神分裂、甲状腺功能亢进等可致失眠、心悸以及复发性口疮等属于心肾阴虚血少者。

天王补心丹（《校注妇人良方》）			
人参15g	丹参15g	玄参15g	茯神15g
桔梗15g	远志15g	生地黄120g	天冬30g
麦冬30g	柏子仁30g	酸枣仁30g	当归30g
五味子30g	朱砂9～15g		

注：制成丸剂，每次服9g。

功用：滋阴清热，养血安神。

主治：阴虚血少，神志不安证，心悸怔忡、虚烦失眠、神疲健忘，或梦遗、手足心热、口舌生疮、大便干燥，舌红少苔，脉细数。

● 方证辨解要点

病机特点

阴虚血少，虚火内扰。本方证多由忧思太过，耗伤阴血，使心肾亏虚，阴虚血少，虚火内扰致心肾不交，心火不济。阴虚血少，心失所养，血不养神，故心悸失眠，神疲健忘。阴虚生内热，虚火内扰则手足心热，虚烦梦遗，口舌生疮，舌红少苔，脉细数。

治法特点

滋阴补血以治本，养心安神以治标。鉴于本方证的病机为心肾阴亏，阴虚血少，虚火内扰，故治疗宜滋阴清热，养血安神。

配伍特点

方中重用甘寒之生地黄，入心经能养血，入肾能滋阴，壮水以制火，使水火相济为君。当归补血润燥助生地黄滋阴补血，并养心安神。方中丹参清心活血，合补血药，补而不滞，则心血生。方中选用酸枣仁、柏子仁、远志、茯神交通心肾，养心安神。人参补气以生血，并安神益智。天冬、麦冬、玄参滋阴清热。方中桔梗为舟楫，载药上行以使药力缓和于上部心经，故为佐药。方中朱砂镇心安神以治其标，亦为佐药。

总之，本方滋阴补血治本，养心安神治标。标本兼治，心肾两顾，但以补心治本为主，共奏滋阴养血、补心安神之功。

方内有方，变化无穷。本方由14味药组成，但内含多个方剂：生脉散（人参、麦冬、五味子）益气生津，敛阴止汗；丹参生脉散（人参、麦冬、五味子、丹参）益气养阴，养血宁心；三才汤（人参、生地黄、天冬）益气养阴；增液汤（玄参、麦冬、生地黄）增液润燥；柏子养心丸（柏子仁、麦冬、当归、茯神、人参、地黄，原方还有枸杞子、石菖蒲、甘草）养心安神，滋阴补肾；百合固金汤（生地黄、当归身、桔梗、玄参、麦冬，原方还有百合、贝母、白芍、熟地黄、甘草）滋养肺胃，止咳化痰。

故本方运用广泛，治疗心血管病引起的各种病症均有效果。

半夏厚朴汤为治疗情志不畅、痰气互结所致的梅核气常用方

半夏厚朴汤为《金匮要略》中治疗情志不畅、痰气互结所致的梅核气之常用方。

现代常用于治疗癔症，或胃神经症、慢性咽炎、慢性支气管炎、食管痉挛等属气滞痰阻者。

半夏厚朴汤（《金匮要略》）			
半夏12g	厚朴9g	茯苓12g	生姜15g
紫苏叶6g			

功用：行气散结，降逆化痰。

主治：梅核气，咽中如有物阻，咳吐不出，吞咽不下，胸膈满闷，或咳或呕，舌苔白润或白滑，脉弦缓或弦滑。

方证辨解要点

病机特点

痰气郁阻，气机不畅。半夏厚朴汤为治疗情志不畅、痰气互结所致的梅核气的常用方。所谓"气郁有余，就是火，液有余就是痰"，而在局部，郁而不行就是有所"余"，它就会变生痰涎，病性偏热。本方证多因痰气郁结于咽喉所致。患者情志不遂，肝气郁结，肺胃失于宣降，津液不布，聚而成痰，痰气相搏，结于咽喉，故喉中如有物阻，咳之不出，吞咽不下，痰涎又加重了气的运行受阻，而化为痰气郁阻之证。由于痰气郁阻故而肺胃失于宣降，还可致胸中气机不畅，而见胸胁满闷，或咳嗽喘急，或恶心呕吐等。

治法特点

气不行则郁不舒，痰不化则结难散。气不行则郁不舒，痰不化则结难散。故本方证宜行气散结，化痰降逆之法。

配伍特点

方中半夏辛温，入肺胃，化痰散结，降逆和胃故为君药。厚朴苦辛而温，下气除满，助半夏散结降逆。茯苓甘淡，渗湿健脾，以助半夏化痰；尚有先升后降之功，既能使被阻的津液上潮于咽喉，又可助半夏、厚朴降气除痰涎。紫苏叶芳香行气，既入气分，又入血分，是肝、肺二经的药，既能调肺疏肝助厚朴行气宽胸、宣通郁结之气，又能疏肝和血。生姜辛温散结，和胃止呕，且制半夏之毒。全方辛苦合用，辛以行气散结，苦以燥湿降逆，使郁气得疏，痰涎得化，则痰气郁结之梅核气自除。

临证悟谈

临床上我们所见的梅核气、咽喉炎并不全是痰气郁结性的，有的是热性的，有的是虚性的，例如阴虚型。故而舌苔也不全是白润、白滑的，也有薄黄的，如再用此方则并不相宜，因为本方全部药物都是温性的，半夏辛温而燥，厚朴辛温，紫苏叶辛温，生姜辛温，只有茯苓是平性的，因此这个方剂只适用于舌苔薄白的患者。

梅核气虽是情志所致的病症，但时间一长往往有阴虚和热的表现。如果再用半夏厚朴汤治疗，就会伤气，而咽炎、咽喉炎患者大部分已存有肺气虚的症状。高老师在临床上治疗阴虚有热的梅核气，多使用舒郁利咽汤治疗，组成为代赭石30g、葶苈子6g、紫苏子6g、板蓝根3g、桑白皮12g、桔梗10g、青果10g、玄参15g、香附12g、甘草6g。

因为这一类型的梅核气不单阴虚有热，还有气滞、有痰阻，故用此方清热养阴，降气化痰。本方寒而不滞，降气而不伤正，清热而不燥。

苏子降气汤为治疗痰涎壅盛、
上实下虚之咳喘常用方

苏子降气汤为治疗痰涎壅盛、上实下虚之咳喘的常用方。本方始载于唐代《备急千金要方》，原名为"紫苏子汤"，宋代宝庆年间，此方加苏叶更名为"苏子降气汤"而载入《太平惠民和剂局方》。

现代常用于治疗慢性支气管炎、肺气肿、支气管哮喘等属上实下虚者。

苏子降气汤（《太平惠民和剂局方》）

紫苏子9g	半夏9g	当归6g	炙甘草6g
前胡6g	姜厚朴6g	肉桂3g	紫苏叶2片
生姜1个	大枣1枚		

功用：降气平喘，祛痰止咳。

主治：上实下虚喘证，咳喘痰多，胸膈满闷，喘咳短气，呼多吸少，或腰疼脚弱，肢体倦怠，或肢体浮肿，舌苔白滑或白腻，脉弦滑。

病机特点

上实下虚，证之根本。苏子降气汤治疗痰涎壅盛、上实下虚之喘咳，其病机特点是"上实下虚"："上实"是指痰涎上壅于肺，使肺气不得宣畅，而见胸膈满闷，喘咳痰多；"下虚"是指肾阳虚衰于下，一见腰痛脚弱，二见肾不纳气，呼多吸少，喘逆短气，三见水不化气而致水泛为痰，外溢为肿等。其"虚"不是一日而成，而是咳喘日久成虚，这种虚是肾虚，属于下虚。

治法特点

标本兼顾，上下同治。本方证虽属上实下虚，但以上实为主，治以降气平喘，祛痰止咳为重，兼顾下元。《金匮要略》言"病痰饮者，当以温药和之"，因为"液有余，便是痰"，治痰饮为病要辨肺、脾、肾中哪个是标，哪个是本，本方证当然是肺（痰涎壅盛）为本，肾（阳气虚，舌苔白滑或白润，脉弦滑）为标，故治宜降气、祛痰为主。

配伍特点

本方名为"苏子降气汤"，当然以苏子降气平喘、祛痰止咳为君。半夏燥湿化痰降逆，厚朴下气宽胸除满，前胡下气祛痰止咳，三药助苏子降气祛痰平喘之功，君臣相配，以治上实。方中以少量肉桂，温补下元，纳气平喘，以治下虚。《医方集解》载"一方无桂，有沉香"，沉香既能温肾，又能纳气归肾，方中桂枝、沉香这两种药可视情况使用。用沉香则温肾之力减，纳气平喘之力增。另外，沉香降中有升，有利于降逆气和排痰。

《方剂学》中讲用当归治咳逆上气，又养血疏肝润燥。实际上本方证中肺与大肠相表里，肺气壅，大肠不通，当归养心润肺，气味芳香，可以行气，治咳逆上气，必然影响胸中宗气，故以当归养心调肺。而且当归辛温，"病痰饮者，当以温药和之"。

方中佐以生姜、紫苏叶散寒宣肺，并用大枣与炙甘草和中调药，大枣不可多用，过多则腻。若在本方中加入陈皮，则理气燥湿之力增强。

总之，本方诸药合用，标本兼顾，上下同治，而以治上为主，使气降痰消，则喘咳自平。

临证悟谈

高老师认为用肉桂纳气平喘，亦有引火归原之意，但不如用沉香为好，沉香降中有升，能使气降而纳肾气，又升可加强排痰之功。当归作用，可以参考"金水六君煎"用当归与熟地黄滋阴养血，肺肾并调，金水相生，治疗肺肾阴虚，湿痰内盛之证。

旋覆代赭汤为治疗胃虚痰阻气逆证之常用方

旋覆代赭汤系《伤寒论》中很有名的一首方剂，为治疗胃虚痰阻气逆的常用方。本方为降逆化痰，益气和胃的方剂。

现代常用于胃神经症、胃扩张、慢性胃炎、胃及十二指肠溃疡、幽门不完全梗阻、神经性呃逆、膈肌痉挛等属胃虚痰阻者。

旋覆代赭汤（《伤寒论》）

旋覆花9g	人参6g	生姜15g	代赭石6g
（三两）	（二两）	（五两）	（一两）
炙甘草9g	半夏9g	大枣4枚	
（三两）	（半升）	（十二枚）	

功用：降逆化痰，益气和胃。

主治：胃虚痰阻气逆证，胃脘痞闷或胀满，按之不痛，频频嗳气，或见纳差、呃逆、恶心，甚至呕吐，舌苔白腻，脉缓或滑。

○ 方证辨解要点

病机特点

气有余便是火，气不足便是寒。旋覆代赭汤为治疗胃虚痰阻气逆证之常用方，是《伤寒论》中一首很有名的方剂，它主要治疗嗳气不除、心下痞，也可以治疗反胃。患者的外邪虽经汗、吐、下而解，但治不如法，中气已伤，痰涎内生，胃失和降，痰气上逆。胃气虚弱，则频频嗳气纳差；痰浊内阻，则胃脘痞闷胀满；胃气上逆，则恶心呕吐呃逆。

治法特点

胃虚当补，痰浊当化，气逆当降。鉴于本证有胃虚、痰浊、气逆三证，故治宜益气补虚，化痰降逆。

配伍特点

本方名为"旋覆代赭汤"，方中旋覆花性温，能下气消痰，降逆止嗳为君。中医讲"诸花皆升，旋覆独降"，大多数的花叶是质轻的用量很大，是凉而升的药，唯有旋覆花是下降的。旋覆花质地很轻，原方重用三两。

方中用旋覆花、代赭石这一对药。旋覆花的降逆是轻清降逆，并能化痰和中；代赭石质重而沉降，善镇冲降逆，味苦性寒，纳气下降。二者相互为用，一轻用，一重用，轻者重用，重者轻用。原方代赭石只是旋覆花的1/3用量，由于代赭石性寒，本方证又是胃气虚寒而上逆，胃气虚寒者经不住重镇，故其用量轻。代赭石入肝经和胃经，凡是肝气、胃气上冲都可用，但其性寒，消镇力量较强，故而轻用。

临床上如果把旋覆花和代赭石的用量反过来，虽逞一时之快，嗳气、呕吐得除，但因本方证属胃虚、胃寒，所以药后一段时间就会胸脘闷胀、纳呆，这就是用重镇药过度的表现。方中重用生姜五两之多，生姜为呕家圣药，用之寓意有三：一为和胃降逆，以增止呕之效；二为宣散水气，以助祛痰之功；三可制约代赭石寒凉之性，使其镇降气逆而不伐胃。半夏辛温，祛痰散结，降逆和胃。

胃虚当补，故方中用人参、炙甘草、大枣，益脾胃，补气虚，扶助已伤正气。

方中诸药配合，共成降逆化痰，益气和胃之剂，使痰涎得消，逆气得平，中虚得复，则心下之痞硬除而嗳气呃逆可止。

本方旋覆花与代赭石的用量之比，《伤寒论》原方为 3 ： 1，《方剂学》中为 3 ： 2，临床须酌情用之。方中生姜用量不可少，如胃气虚寒较重，可加重用之，在《伤寒论》中一般用三两，本方用五两，还可以加至半斤，以温胃降逆。

橘皮竹茹汤为治疗胃虚有热呃逆之常用方

橘皮竹茹汤为《金匮要略》治疗胃虚有热呃逆之常用方。

现代本方常用于治疗妊娠呕吐、不完全性幽门梗阻、膈肌痉挛及术后呃逆不止等属胃虚有热者。

橘皮竹茹汤（《金匮要略》）			
橘皮15g （二斤）	竹茹15g （二升）	大枣5枚 （三十枚）	生姜9g （半斤）
甘草6g （五两）	人参3g （一两）		

功用：降逆止呃，益气清热。

主治：胃虚有热，呃逆，干呕，虚烦少气，口干，脉虚数。

● 方证辨解要点

病机特点

胃虚宜补，有热宜清，气逆宜降。橘皮竹茹汤为治疗胃虚有热呃逆之常用方，呃逆之证有寒热虚实之分，本方证为胃虚有热，气逆不降所致。胃虚宜补，有热宜清，气逆宜降，胃气虚是本，气虚则寒，故立清补降逆之法。

治法特点

本方证属胃虚有热之呃逆，故降逆止呃，益气清热。药虽五味，但其特点是补胃虚、清胃热、降胃逆，且补虚而不滞，清而不寒，对于胃虚有热之呃逆最为适宜。

配伍特点

方中橘皮辛温，行气和胃止逆；竹茹甘寒，清热安胃以止呕。橘皮、竹茹皆重用为君药。方中人参甘温，益气补虚，与橘皮合用，行中有补；方中生姜和胃止呕，与竹茹合用，清中有温。甘草、大枣助人参益气补中，治胃虚，并调药性。

中医讲气有余是火，气不够就是寒，因此这个方剂重用生姜很容易理解：胃气虚为不足，应是寒，故而重用生姜半斤，尚可理解。本证属本寒标热，而胃虚有热为气逆不降而生热，所以用竹茹清热止呕。

橘皮竹茹汤与旋覆代赭汤都治胃寒，二方都用大枣、生姜、甘草、人参。前方方证有热故用生姜半斤，而且重用甘草五两；而后者为胃寒痰阻证，生姜只用五两。橘皮竹茹汤治胃气虚而内有虚热，用药性偏凉的竹茹，而旋覆代赭汤用的是旋覆花、代赭石和半夏降气化痰。橘皮竹茹汤证可以说是"本寒标热"，只有这样与旋覆代赭石汤相比才能讲得通。

橘皮竹茹汤能补胃虚，清胃热，降胃逆。因本方证属胃气虚热，所以用甘草、大枣、生姜与人参补胃气，竹茹清胃热，橘皮降胃逆。

总之本方依《方剂学》教科书言，诸药合用，补胃虚，清胃热，降胃逆，但补而不滞，清而不寒，治疗胃虚有热之呃逆、干哕最为适宜。

温经汤为妇科调经的常用方

温经汤是《金匮要略》中调月经的名方，也是妇科调经的常用方。温经汤有两个版本，一个出自《金匮要略》，另一个出自《妇人大全良方》，而我们常用的"温经汤"，多指前者。所谓"温经"，顾名思义是温经的，是治血分虚寒的。

现代多用此方治疗冲任虚寒引起的功能性子宫出血、慢性盆腔炎、痛经和不孕症等属冲任虚寒瘀血阻滞者。

温经汤 (《金匮要略》)

吴茱萸 9g （三两）	当归 6g （二两）	白芍 6g （二两）	川芎 6g （二两）
人参 6g （二两）	桂枝 6g （二两）	阿胶 6g （二两）	牡丹皮 6g （二两）
生姜 6g （二两）	炙甘草 6g （二两）	半夏 6g （半升）	麦冬 9g （一升）

功用：温经散寒，养血祛瘀。

主治：冲任虚寒，瘀血阻滞证，漏下不止，血色暗有块，淋漓不畅，月经延后或逾期不至，或一月再行，或经停不至，兼见少腹里急，腹满，傍晚发热，手心烦热，唇口干燥，舌质暗红，脉细而涩；亦治妇人宫冷，久不受孕。

● 方证辨解要点

病机特点

冲任虚寒，证之病机。本方证因冲任虚寒，瘀血阻络所致。部分女性经期冒雨涉水、游泳，或经水临行贪食生冷，内伤于寒，或过于贪凉，或生活于湿地，风寒湿客于冲任，或因气滞，最终导致血瘀。

冲为血海，任主胞胎，二脉皆起于胞宫，循行于少腹，与胎、产关系密切。冲任虚寒、血凝气滞，故少腹里急，腹满，月经不调，甚或久不受孕。若瘀血阻滞，血不循经，加之冲任不固，则月经先期或月经一月再行，甚或崩中漏下。若寒凝血瘀，经脉不畅，则致痛经。瘀血不去，新血不生，不能濡润，故唇口干燥。至于傍晚发热，手心烦热，为阴血耗损，虚热内生之象。

治法特点

本证寒热并存，虚实并见。本方是温经的，是治疗血分虚寒的，但实际上本方证中虚、寒、实、热俱全，虚是血虚，寒是本因，那么为什么会有实和热呢？实是指瘀血，热指瘀血发热，阴血虚也会生热，所以在本方证中有手心烦热，唇口干燥，薄暮发热，这些都是热象。可见本方证是寒热并存的，本是虚寒，标是实瘀和热，也就是说虚寒为本，实热为标。以冲任虚寒，瘀血阻滞为主，治当用温经散寒，祛瘀养血兼清虚热之法。

配伍特点

温经补滋并用。本方证以温经为主，所以它的主药是吴茱萸、桂枝，特别是桂枝温通经脉、血脉，又可通阳；吴茱萸可以暖肝、温胃、下气。因为冲为血海，肝为藏血之脏，肝喜条达而主疏泄，所以血寒要暖肝、疏肝，既条达又疏泄，冲任之气才能正常运行。这里要注意，本方吴茱萸用量最大用到9g，但临床用时，因为吴茱萸辛苦热，冲任虚寒不重者应少用为好，吴茱萸不仅能暖肝、温胃下气，也能引火上行，用多了之后会出现口角生疮、目赤。本方证虽然是血虚，但又有瘀血，故治疗时既要养血补血，又要行血化瘀，所以方中选用当归和白芍、川芎，以养血活血祛瘀，白芍养血敛阴，又可柔肝止痛，加入阿胶，既可养血补血，又可润燥，如有漏下不止，阿胶还可以止血；方中用了人参和炙甘草，可以补气，与川芎、阿胶气血双补。本方证因为有瘀血发热和血虚发热，所以方中用麦冬滋阴润燥，也清虚热；牡丹皮既能清血中之火，又能行血，而其他凉血药没有通经作用。半夏与生姜并用，辛开散结，通降胃气，以助祛瘀调经；一说半夏降阳明以降冲任，冲任二脉一通，可以祛瘀，使血脉通畅。生姜又温胃气，以助生化。本方的配伍特点有两个：一是方中温清补滋并用，但以温经补养为主；二是大队温补药与少量寒凉药配伍，使全方温而不燥，刚柔并济，以成温养化瘀之剂。

加减运用

辨证施治，加减应用。临床应用时，如见小腹冷痛甚者，应去牡丹皮和麦冬，加艾叶和小茴香，也可以桂枝易为肉桂，以增强散寒止痛之力。寒凝而气滞者可加香附与乌药，理气止痛；痛甚者，还可加延胡索。漏下不止，而血色暗淡者，要去牡丹皮加炮姜、艾叶温经止血。高老师常重用当归与白芍，另加生黄芪30g、白术12g、桑叶30g、三七10g（加味当归补血汤）治疗妇女崩漏证。

临证悟谈

两个"温经汤"的区别：《金匮要略》温经汤与《妇人大全良方》温经汤组成中均有当归、川芎、牡丹皮、人参、甘草等，皆有温经散寒，祛瘀养血之功，均可用于治疗血海虚寒、瘀血阻滞之月经不调。然《金匮要略》温经汤的组成中，还配吴茱萸、生姜、阿胶、麦冬、白芍等，故以温经散寒养血之功见长；而《妇人大全良方》温经汤配莪术、牛膝，故以活血祛瘀止痛之力为强。

关于温经汤治疗妇女不孕症的问题，高才达教授的父亲在世时以《金匮要略》温经汤方为基础，重用当归、延胡索和香附创制"种子丹"，治疗妇女子宫发育不全之不孕症数十例，取得良好效果，在《医悟阐微》一书中已有详细记载。

生化汤为妇女产后常用方

生化汤载于《傅青主女科》，为妇女产后常用方，甚至有些地区民间习惯作为产后必服之剂。产妇虽多数服之有益，但应以产后血虚瘀滞偏寒者为宜。本方配伍得当，欲生新于化瘀之内，使瘀血化，新血生，诸症自愈，正如唐宗海在《血证论》中所云："血瘀能化之，则所以生之也，产后多用。"故名生化。

现代常用于治疗产后子宫复旧不良、产后宫缩疼痛，或胎盘残留属产后血虚、瘀血内阻者。

生化汤（《傅青主女科》）			
全当归24g	川芎9g	桃仁6g	炮干姜2g
炙甘草2g	黄酒1盅		

功用：养血祛瘀，温经止痛。
主治：血虚寒凝，瘀血阻滞证，产后恶露不行，小腹冷痛。

● 方证辨解要点

病机特点

生化汤是产后的通用方、常用方，对于行恶露、促进子宫复原都有好处。本方证为妇人产后血虚寒凝，瘀血阻滞所致，《血证论》云生化汤"血瘀可化之，则所以生之，产后多用"。产后血亏气弱，寒邪极易趁虚而入，寒凝血瘀，故恶露不行；产后瘀阻胞宫，不通则痛，故少腹冷痛。

治法特点

药量分轻重，有行有止。本方证属产后血虚寒凝，故治宜活血养血，温经止痛。

配伍特点

方中重用全当归补血、活血、化瘀生新、行滞止痛为君药；如加入益母草有助于祛瘀生新，但益母草性寒，用之要慎重，可用艾叶，亦有利于化瘀血，生新血。川芎活血行气，为血中气药，上行头脑，下行血海。桃仁活血祛瘀，与川芎均为臣药。炮姜入血散寒，温经止痛，加入黄酒，通血脉，以助药力为佐药。炙甘草和中缓急，调和诸药。全方药只五味，配伍得当，寓生新于化瘀之内，使瘀血化，新血生，诸症自愈。

临证悟谈

从本方组方剂量特点来看，炙甘草2g、炮干姜2g、桃仁6g、川芎9g，唯有全当归24g，用量悬殊。本方非常适合产后血虚寒凝的妇女服用，既有行又有止，而且祛寒，整个方剂是温性的，虽然有补有行，但上行的力量很小。

川芎茶调散是治疗外感风邪头痛之常用方

川芎茶调散载于《太平惠民和剂局方》，是治疗外感风邪头痛的常用方。本方配伍特点是集众多辛散疏风药于一方，共奏疏风止痛之效，升散中寓有清降，具有疏风止痛而不温燥的特点。

现代常用于治疗感冒头痛、偏头痛、血管神经性头痛、慢性鼻炎引起的头痛等属于风邪所致者。

川芎茶调散（《太平惠民和剂局方》）			
川芎120g	荆芥120g	白芷60g	羌活60g
细辛30g	防风45g	薄荷240g	甘草60g

注：制成散剂，每次服6g，清茶调服。

功用：疏风止痛。

主治：外感风邪头痛，偏正头痛或颠顶作痛，目眩鼻塞或恶风发热，舌苔薄白，脉浮。

方证辨解要点

病机特点

风邪为患，循经上犯，是其病机特点。川芎茶调散是治疗外感风邪头痛之常用方，它主要是用川芎治疗风寒所致的头痛，所以用川芎为名，配伍散风的药。本方证的病机为外感风邪所致，风为阳邪，头为诸阳之会，清空之府，其病症是围绕着病机展开的。风邪外袭，循经上犯头目阻遏清阳之气，故头痛目眩；鼻为肺窍，风邪侵袭，肺气不利，故鼻塞；风邪犯表则见恶风发热、舌苔薄白、脉浮等表证；若风邪稽留不去，头痛日久不愈，风邪入络，其痛或偏或正，时发时止，即为"头风"。本方证病机为外感风邪所致，外风宜散，故当疏散风邪以止头痛。

治法特点

风为百病之长，本证系外感风邪头痛，因此重在疏风止痛，所以全方聚众多辛散疏风药于一方，升散中寓有清降，具有疏风止痛而不温燥的特点。

配伍特点

本方剂配伍特点可从三个方面来认识：

其一，川芎辛温香窜，上行头目，下行血海，为血中气药。它是活血的，也是行气的，虽长于治少阳厥阴之头痛，但亦是治诸经头痛之要药，李东垣认为川芎为头痛必用之药。

其二，本方配伍相当一部分散风的药，而分治各经之头痛。

羌活、白芷疏风止痛，羌活善于治太阳经头痛，白芷善于治阳明经头痛；细辛祛风止痛，善治少阴经头痛（脑痛连齿），并能宣通鼻窍；荆芥辛散善行，能清利头目且助川芎疏风止痛；防风辛散上部风邪。

其三，本方用大量薄荷和甘草，薄荷辛凉，其特点是散风热，清风散热消肿，这是因为本方辛温药较多，所以用薄荷来制方中诸药的温燥之性，这和银翘散中用辛温的荆芥穗制诸药的辛凉之性同理。

服用本方时以清茶调下，取其苦凉轻清，清上降下，既可清利头目，又能制诸风药之过于温燥与升散，使升中有降。

总之本方集众多辛散疏风药于一方，升散中寓有清降，具有疏风止痛而不温燥的特点，共奏疏风止痛之效。

临证悟谈

1.头痛一证，证型颇多。临床上如属肝阳上亢之头痛，可用天麻钩藤饮治疗；如属血虚头痛，高老师常使用陈士铎的"救脑汤"（辛夷10g，川芎30g，当归30g，细辛3g，蔓荆子6g）治疗，效果明显。

2.头痛之药分治各类

藁本——风寒头痛
白芷——风湿头痛
蔓荆子——风热头痛

藁本——散督脉风寒，偏治头项痛
羌活——散太阳风邪，偏治后头痛
白芷——散阳明风寒，偏治前头痛，风湿头痛
川芎——散少阳风邪，偏治两侧头痛，解少阳血瘀，治血瘀气滞头痛

细辛——偏治齿髓疼痛或夜间牙痛
白芷——偏治齿龈肿痛的牙痛

{ 蔓荆子——用于治两侧头痛，疼痛近于颞部，偏于散风明目
{ 决明子——用于治两侧头痛，疼痛近于太阳穴，偏于清肝明目

{ 菊花——治偏于风热头痛
{ 夏枯草——治偏于肝热头痛，平肝清热
{ 菟丝子——治偏于因肝热所致的头痛

{ 苍耳子——发汗散风湿散外风，治头痛头晕
{ 天麻——祛痰息风定惊痫，治眩晕，偏治内风头痛

{ 太阳经头痛——多选用羌活、蔓荆子、川芎
{ 阳明经头痛——多选用葛根、白芷、知母
{ 少阳经头痛——多选用柴胡、黄芩、川芎
{ 厥阴经头痛——多选用吴茱萸、藁本

{ 肝经风火偏头痛——多选用菊花、天麻、川芎、白芷、藁本、蔓荆子、
{   钩藤、全蝎
{ 肝火偏盛头痛——多选用龙胆草、栀子、黄芩、牡丹皮
{ 痰湿头痛——多选用陈皮、半夏、胆南星
{ 久痛入络头痛——多选用桃仁、红花、赤芍

牵正散是治疗风痰阻于头面经络之常用方

　　牵正散出自《杨氏家藏方》，是治疗风痰阻于头面经络之常用方。本方药只三味，合而用之，力专而效著，风邪得散，痰浊得化，经络通畅，则㖞斜之口眼得以复正，是名"牵正"。

　　现代常用于颜面神经麻痹、三叉神经痛、偏头痛等属于风痰阻络者。

牵正散（《杨氏家藏方》）		
白附子	白僵蚕	全蝎（各等分，并生用）

注：制为散剂，每次服3g，温酒送服。

功用：祛风化痰，通络止痉。

主治：风中头面经络，口眼㖞斜或面肌抽动，舌淡红，苔白。

● 方证辨解要点

病机特点

风邪在经，无表里之证。牵正散，是治疗风痰阻于头面经络之常用方。从其病机来讲，与足阳明胃经循行头部经脉有关，故症见口眼㖞斜或面肌抽动；太阳外中于风，风邪引动内蓄之痰浊，经隧不利，筋脉失养则迟缓不用。其病机可以是外风引动内风。

治法特点

本方证属风中头面经络所致，治以祛风化痰、通络止痉之药，虽只有3味，但力专而效著，风邪得散，经络得通，则㖞斜得以复正。

配伍特点

药少力专，风痰得祛。本方组方，只用3味药：白附子辛温燥烈，入阳明经而走头面，以祛风化痰，尤其善散头面之风；全蝎、僵蚕，均能祛风止痉，全蝎长于通络，僵蚕兼能化痰，合用助白附子祛风化痰，又能通络止痉。热酒调服，以助宣通血脉，并能引药入络，直达病所。药虽三味，合而用之，力专而药著，风邪得散，痰浊得化，经脉通畅则㖞斜之口眼得以复正，是名"牵正"。

临证悟谈

此方虽小，用之应慎。

1.如因内风引起，其脉弦劲有力；外风所伤，其脉浮数或弦。

2.白附子一般应制用以减毒性，其中禹白附毒性小，关白附毒性大。白附子应区别于白附片、制白附。原方虽标生用，但临床需慎用。

3.中医认为"正气存内，邪不可干"，如属气虚痰瘀者，可加用补阳还五汤；外风较明显者，可加羌活、防风，面肌痉挛可加蜈蚣。

消风散是治疗风疹、湿疹的常用方

消风散载于《外科正宗》，是治疗风疹、湿疹常用方，其特点是以祛风为主，配伍祛湿清热养血之品。祛邪之中，兼顾扶正。

现代常用于治疗急性荨麻疹、湿疹、过敏性皮炎、稻田性皮炎、药物性皮炎、神经性皮炎等属风热或风湿者。

消风散（《外科正宗》）			
当归 6g	生地黄 6g	防风 6g	蝉蜕 6g
知母 6g	苦参 6g	黑芝麻 6g	荆芥 6g

| 苍术6g | 牛蒡子6g | 石膏6g | 甘草3g |

木通3g

功用：疏风除湿，清热养血。

主治：风疹、湿疹，皮肤瘙痒，疹出色红，或遍身云片斑点，抓破后渗出津水，苔白或黄，脉浮数。

● 方证辨解要点

病机特点

风热相搏，郁于肌腠是病机。消风散是治疗风疹、湿疹的常用方，本方证患者大多素有内热，又受外风激发而致风热相搏，郁于肌表而发瘾疹，即湿热在内，郁而生风。风湿、风热之邪侵袭人体，浸淫血脉，内不得疏泄，外不得透达，郁于肌肤腠理之间所致，故见皮肤瘙痒不绝，疹出色红，破后津水流溢。

治法特点

治风先治血，血行风自灭，止痒先疏风，风者可胜湿。《金匮要略》提出"邪（风）气中经，则身痒而瘾疹"，鉴于本方证有风、有热、有湿，风热相搏，风湿内蕴，或郁而生风，故治疗宜用清热除湿之法。予以疏风除湿、清热养血。

配伍特点

本方由13味药组成，内含白虎汤。对于本方药味组成结构特点，可从四个方面来认识：

1."治风先治血，血行风自灭"，风热内蕴而耗伤阴血，风热不仅在皮肤而且涉及肌肉，故用脾胃药。湿热浸淫而瘀阻血脉，故方选用当归、生地黄、黑芝麻养血活血润燥。

2.止痒必先疏风，故以荆芥、防风、牛蒡子、蝉蜕辛散透达，疏风散邪，使风去则痒止。

3.患者湿热在内，郁而生风，故配伍苍术祛风燥湿，苦参入血分清热燥湿，木通渗利湿热，清利小肠之火，清利下焦湿热，从小便排出。

4.本方证属内有热邪，用生石膏以清气分之热，知母养阴又清热，甘草清热解毒，此为本方所包含的白虎汤中的3味药。

总之本方清养合用，以祛风为主，配伍疏风清热养血之品，祛邪之中兼顾扶正，使风邪得散，湿热得清，血脉调和，则痒止疹消。

临证悟谈

临证中有部分患者，瘾疹发作期往往伴发腹痛、便溏，这是因为肺与大肠相表里，外皮肤生疹，内黏膜亦生之，不可以腹泻论治，疹发出后腹痛、腹泻即止，此时不应再用石膏和知母。如见到湿疹，在本方加用地肤子和黄柏，以合苍术，为"二妙丸"而清热燥湿。对于顽固性瘾疹加用玉屏风散，久治不愈之湿疹可用全虫方治疗。

羚角钩藤汤是治疗肝经热盛动风的常用方

羚角钩藤汤载于《通俗伤寒论》，是治疗肝经热盛动风的常用方。本方以凉肝息风为主，配伍滋阴化痰、安神之品，标本兼治，为凉肝息风的代表方。

现代常用于治疗流脑、乙脑以及妊娠子痫、高血压所致的头痛、眩晕、抽搐等属肝经热盛，热极动风或阳亢风动者。

羚角钩藤汤（《通俗伤寒论》）			
羚羊角片4.5g	霜桑叶6g	京川贝母12g	鲜生地黄15g
钩藤9g	滁菊花9g	茯神木9g	生白芍9g
生甘草2.4g	淡竹茹15g		

功用：凉肝息风，增液舒筋。

主治：热盛动风证，高热不退，烦闷躁扰，手足抽搐，发为惊厥，甚则神昏，舌绛而干，或舌焦起刺，脉弦数；肝热风阳上逆，头晕胀痛，耳鸣心悸，面红如醉，或手足躁扰，甚则瘛疭，舌红，脉弦数。

● 方证辨解要点

病机特点

　　病在厥阴。羚角钩藤汤是治疗肝经热盛动风的常用方，主治热病中风热入阴分，热入血分，伤耗阴血。本方证的病机有三点：肝经热盛、热极生风、热盛伤阴。病在厥阴肝经，为热病之危；热入阴分、血分，伤阴耗血造成风动。

　　肝经热盛，故高热不退；阴伤热扰心神则烦闷躁扰，甚则神昏。热极生风，风火相煽，灼伤津液，筋脉失养以致手足抽搐，发为惊厥。热盛伤阴，舌绛而干，或舌焦起刺，舌红；肝热风阳上逆，则头晕胀痛，手足躁扰。

治法特点

　　鉴于本方证为热盛风动，故宜清热凉肝息风为主，佐以养阴增液舒筋。全方以凉肝息风为主，配以滋阴化痰、安神之品，标本兼治。

配伍特点

　　方中羚羊角咸、寒，入肝经，善于凉肝息风止痉，作为主药，它清而兼散，与大寒沉降之品不同。如果没有羚羊角，可以用大量石决明代替，需先煎1小时。钩藤甘寒，入肝经，清热平肝，息风止痉，它与羚羊角合用相得益彰，清热凉肝，息风止痉之功益著。本品甘苦，性凉，故后下少煎，取其甘寒能清热生津，又能息风止痉。方中桑叶、菊花都是入肝、肺二经的药，用以清热平肝，加强凉肝息风之效，配合羚羊角息风止痉。桑叶清而宣透，可以更好地发挥羚羊角清肝热、散热外透之效；本方用白菊花以除风热，白菊花以滁菊为最好，治肝、治内风，平肝息风，用之为佳。因本方证见风火相煽，最易耗阴劫液，故用鲜地黄凉血滋阴，重在清热生津，白芍养阴清热，柔肝舒筋，二药与甘草相伍，酸甘化阴，养阴增液，舒筋缓急，以加强息风解痉之力。邪热每多炼液为痰，故方中又以川贝母、鲜竹茹以清热化痰。本方证属肝经热盛，而热伤经脉，津液不能正常布散，肝热扰心，肝热伤肺，所以津液就变为热痰。川贝母能祛除热痰，且能散结，又能润肺，而竹茹既能除热痰，又能清经络之热。

临证悟谈

本方用一味茯神木平肝宁心安神，临床上如缺货，亦可不用，如患者有失眠、心悸可用茯神。本方用鲜生地黄和淡竹茹，重在清热生津和清热化痰。本方用生甘草，能清心热，主要是"肝苦急，急食甘以缓之"。生白芍因得甘草，酸甘合化为阴，能舒挛缓急。

总之，综观全方，以凉肝息风为主，配伍滋阴、化痰、安神之品，标本兼治。为凉肝息风的代表方。

镇肝熄风汤是治疗类中风之常用方

镇肝熄风汤始载于《医学衷中参西录》，是张锡纯老中医治疗类中风的常用方，无论是中风之前，还是中风之时，抑或中风之后，皆可运用。全方重用潜镇诸药，配伍滋阴疏肝之品，成其标本兼治而以治标为主的良方。

现代常用于治疗高血压、脑血栓、脑出血、血管神经性头痛等属于肝肾阴虚，肝风内动者。

镇肝熄风汤（《医学衷中参西录》）			
怀牛膝 30g	生赭石 30g	生龙骨 15g	生牡蛎 15g
生龟甲 15g	生杭白芍 15g	玄参 15g	天冬 15g
川楝子 6g	生麦芽 6g	茵陈 6g	甘草 4.5g

功用：镇肝息风，滋阴潜阳。

主治：类中风，头目眩晕，目胀耳鸣，脑部热痛，心中烦热，面色如醉，或时常嗳气，或肢体渐觉不利，或眩晕颠仆，昏不知人，移时始醒，或醒后不能复原，精神短少，脉长有力者。

● 方证辨解要点

病机特点

肝肾阴虚，肝阳化风是其病机特点。镇肝熄风汤是治疗类中风的常用方。无论是中风之前，还是中风之时，抑或中风之后，皆可运用。现代多用此方治疗高血压。其病机为肝肾阴虚，肝阳化风。肝为风木之脏，体阴而用阳，肝肾阴虚，肝阳偏亢，阳亢化风，风阳上扰，气血逆乱，故见头目眩晕，目胀耳鸣、脑部热痛，面红如醉。肾水不能上济心火，心肝火盛，则心中烦热。肝阳偏亢，气血随之逆乱，遂致卒中。轻则风中经络肢体渐觉不利，口眼渐㖞斜；重则风中脏腑，眩晕颠仆，不知人事等。《素问·调经论》所谓"血之与气，并走于上，则为大厥，厥则暴死，气复反则生，不反则死"，即此意。

治法特点

标本兼治，治标为主。鉴于本方证以肝肾阴虚为本，肝阳上亢、气血逆乱为标，但以标实为主，治以镇肝息风为主，佐以滋养肝肾。

配伍特点

《方剂学》中认为，本方中怀牛膝归肝肾经，入血分，性善下行，故重用30g引血下行，且能补肝肾，行而有补，引血向下故为君药。这一观点的依据：本方是标本兼治，以治标为主，川牛膝与怀牛膝二者相比，川牛膝引血下行之力大于怀牛膝，怀牛膝补肝肾之力大于川牛膝，本方欲使治标、治本二者得兼，所以用怀牛膝，而不用川牛膝。也有医者认为，因为肝阳亢极生风，所以把重镇平肝的赭石、龙骨、牡蛎、龟甲作为主药，以重镇亢盛之阳。如生赭石质重沉降，是治冲脉的药，镇肝降逆，合怀牛膝引气血下行，所以凡是气血涌上者，用赭石治较好；但赭石入阳明经、肝经，镇而不养，临床也有医者用生磁石，此药入心肾两经，兼有养阴作用。

生龙骨、生牡蛎、生龟板滋阴潜阳，镇肝息风，有的医者认为，生龙骨和生牡蛎作用太缓，如果为了镇肝息风，则对于头胀痛得厉害，有中风前兆的患者，不如用生龙齿和石决明。生龙齿重镇、镇惊比龙骨强，而生龙骨主要收敛心气，收敛浮阳，这两者有区别。

方中玄参、天冬下走肾经，滋阴清热，合龟甲、白芍滋水以涵木，滋阴以柔肝；肝为刚脏，性喜条达而恶抑郁，过用重镇之品势必影响其条达之气。方中用天冬而不是麦冬，天冬有补肝肾之功，可将重镇而下之阳接入下焦肾中，使其安住而不上窜；因为上方用较多重镇的药物镇亢盛之阳，下方就要有接纳的药物，才能使镇下来的阳在下面安住，而天冬补肾阴，白芍养肝血、补肝肾，龟甲、牡蛎补肾经，共同补下焦之阴，使阳不会上窜。玄参不仅能滋阴清热还能引肾水上行，使肾阴补足以后还能上济于心。方中又用少量川楝子来泻肝热，疏肝气。为防助热，用寒性的川楝子、茵陈清泻肝热，后世有医家认为茵陈不如青蒿辛透作用强，所以改用青蒿，可参考。方中用生麦芽，目的是防止重镇之品折伤胃气，用其和胃安中，且防金石、介类药物碍胃，为使药。甘草调和诸药。

临证悟谈

本方重用潜镇重药，配伍滋阴、疏肝之品，可谓面面俱到，共成标本兼治，而以治标为主的良方。但本方重镇潜阳药较多、较重，所以必须加用一些滋阴药，再配以疏肝之品，以达标本兼治之功。

天麻钩藤饮是治疗肝阳偏亢、肝风上扰的常用方

天麻钩藤饮载于《中医内科杂病证治新义》，是治疗肝阳偏亢、肝风上扰的常用方。具有平肝息风、清热活血、补益肝肾

之功。

现代常用于治疗高血压病、急性脑血管病、内耳性眩晕等属于肝阳上亢、肝风上扰者。

天麻钩藤饮 (《中医内科杂病证治新义》)			
天麻 9g	钩藤 12g	生石决明 18g	山栀子 9g
黄芩 9g	川牛膝 12g	杜仲 9g	益母草 9g
桑寄生 9g	首乌藤 9g	朱茯神 9g	

功用：平肝息风，清热活血，补益肝肾。

主治：肝阳偏亢、肝风上扰证，头痛，眩晕，失眠多梦，或口苦面红，舌红苔黄，脉弦或数。

● 方证辨解要点

病机特点

肝肾不足，肝阳偏亢是其病机特点。天麻钩藤饮是治疗肝阳偏亢、肝风上扰的常用方。本方多用于高血压病、急性脑血管病、内耳眩晕等症。本方证系因肝肾不足，肝阳偏亢生风化热所致。肝阳与肝风皆由肝阴虚所致：肝阳系肝肾阴虚，阴不制阳，阳亢于上；肝风系阴虚阳亢，肝阳升发所致。肝阳偏亢，风阳上扰，故头痛、眩晕。肝阳有余，化热扰心，故心神不安，失眠多梦。

治法特点

本虚标实，治标为主。鉴于本证属本虚标实，而以标实为主，故治以平肝息风为主，佐以清热安神，补益肝肾。

配伍特点

方中天麻、钩藤平肝熄风，石决明咸寒质重，功能平肝潜阳，故以平肝熄风祛风降逆为主，且能除热明目。方中川牛膝引血下行，并能活血利水；镇肝熄风汤则用的是怀牛膝，补行兼用，也可引气下行。益母草偏寒合川牛膝活血利水，有利于平肝潜阳。方中杜仲、桑寄生补益肝肾以治本；且有降压之功；栀子、黄芩清肝泻火，以折其亢阳；首乌藤、朱茯神宁心安神。

总之，诸药合用，共成平肝熄风，清热活血，补益肝肾之剂。

临证悟谈

本方为治肝厥头痛、眩晕、失眠之良剂，故而高老师在临床上多用于治疗高血压轻症，凡具有眩晕、腰肢无力、失眠者均可用之。本方用川牛膝，重在引血下行，不同于镇肝熄风汤中用的怀牛膝以补肝肾为主。

桑杏汤为治疗温燥伤肺的常用方

桑杏汤是《温病条辨》治疗温燥伤肺证的常用方，本方用辛凉甘润之法，为轻宣凉润之方。此方中含有栀子豉汤。

现代常用于治疗上呼吸道感染、急性支气管炎、支气管扩张咯血、百日咳等属外感温燥，邪犯肺卫者。

桑杏汤（《温病条辨》）

桑叶3g   杏仁4.5g   沙参6g   象贝母3g

淡豆豉3g   栀子皮3g   梨皮3g

功用：轻宣温燥，润肺止咳。

主治：外感温燥，邪在肺卫，身不甚热，干咳无痰，咽干口渴，舌红，苔薄白而干，右脉浮数大。

● 方证辨解要点

病机特点

外感次寒（燥），化热伤肺是其病机特点。桑杏汤为治疗温燥伤肺的常用方，温燥证的病机是秋季外感次寒化热，症见身热、口渴，这是因为燥邪外袭，入里化热，肺津受灼，伤于肺卫。其病较轻，故身热不甚；燥气伤肺，耗津灼液，肺失清肃，故口渴、咽干、鼻燥。

温燥证主症是干咳无痰，或痰少黏而难出，这是因为温燥所伤，津液聚而成痰，加上邪气有温热之性，所以痰就变黏了，不容易咯出来。舌苔虽然是白的但比较干，舌体红，脉浮数。《温病条辨》指出："秋感燥气，右脉数大，伤手太阴气分者，桑杏汤主之。"

治法特点

温燥证与风热表证不同，本方证类似风热表证，但与桑菊饮方证比较，本方证可见身热口渴或有头痛，主症是干咳无痰或痰少而黏，是温燥为患，所以不用桑菊饮的用药思路，而是在诸多凉润药中加入栀子豉汤以清泻气分热，而达到轻宣温燥，润肺止咳之功。

配伍特点

桑叶能散肺中的风热，还有生津止渴的作用，所以为主药，轻宣燥热，透邪外出；杏仁苦温，去肺中温燥之邪，宣利肺气，润燥止咳，与桑叶共为君药。淡豆豉辛凉（一说辛温），助栀子轻宣透热；浙贝母清化热痰，助杏仁止咳化痰；沙参养阴生津，润肺止咳，共为臣药。栀子皮质轻而入上焦，清泻肺热；梨皮清热润燥，止咳化痰，均为佐药。本方用辛凉甘润之法，为轻宣凉润之方，使燥热除而肺津复，则诸症自愈。

临证悟谈

在应用本方时应注意以下四点。第一，象贝即浙贝母，它与川贝母不同，浙贝母味辛、苦，微寒，辛散清热之力大于川贝母，故运用于外感咳嗽。第二，这里的沙参应为北沙参，北沙参体重质坚，性味甘凉，用于养阴清肺、生津益胃；而南沙参体较轻，质松，性味苦寒，清肺火而养肺阴，宜给兼有风热感冒而肺燥热者使用。第三，方中的栀子用的是皮而不是全栀子，因为生栀子用于泻火，炒栀子或栀子炭用于止血，栀子皮用于清肺与皮表之热，栀子仁用于清内热、去心烦。第四，方中梨皮不可少，虽药房没有，也一定嘱咐患者煎药时加一些梨皮以清热润燥，止咳化痰。

本方证邪气较浅，故诸药用量较轻，且煎煮时间也不宜过长，所以有的书上写"轻宣温燥"，现代多改为"清宣温燥"。

高老师在临床上治疗燥热咳嗽使用本方较多，只要见到咳嗽少痰、口渴口干、舌红少苔或薄白者均使用，但剂量要比原方重一些。

高老师在临床上治疗咽炎性咳嗽，在本方中加用百合润肺安神，加麦冬润肺养阴，称之为"百麦桑杏汤"。入秋以后，北京地区干燥、咳嗽的患者较多，治疗本有内热又感寒邪的燥咳（多为咽炎性咳嗽），不论新久咳嗽用此方均效。大家不要认为这么一点药治疗咳嗽效果不好，其实不然，本方用药精简，药少力专，针对病因病机使用此方无有不效。

麦门冬汤为治疗肺胃阴虚、气机上逆所致咳嗽或呕吐的常用方

麦门冬汤是《金匮要略》中治疗肺胃阴虚、气机上逆所致咳嗽或呕吐之常用方，是体现培土生金法的代表方。

现代用于慢性支气管炎、支气管扩张、慢性咽炎、矽肺、肺结核等属肺胃阴虚，气火上逆者；亦治胃及十二指肠溃疡、慢性萎缩性胃炎、妊娠呕吐等属胃阴不足，气逆呕吐者。

麦门冬汤（《金匮要略》）			
麦冬42g（七升）	半夏6g（一升）	人参9g（三两）	大枣4枚（十二枚）

粳米3g（三合）

功用：清养肺胃，降逆下气。

主治：虚热肺痿，咳嗽气喘，咽喉不利，咳痰不爽，或咳唾涎沫，口干咽燥，脉虚数；胃阴不足证，呕吐，纳少，呃逆，口渴咽干，舌红少苔，脉虚数。

方证辨解特点

病机特点

肺热叶焦、肺胃津伤是病机特点。麦门冬汤为治疗肺胃阴虚、气机上逆所致咳嗽或呕吐的常用方。本方中用麦冬为君，养肺胃阴，清肺热，故名为麦门冬汤。本方证的病机，主要是"肺热叶焦"，致肺胃阴虚，气火上逆，病虽在肺，其源在胃，土为金母，胃主津液，胃津不足，则肺之阴津亦亏，终成肺胃阴虚证。肺虚而肃降失职，则咳逆上气；肺伤而不布津，加之虚火灼津，则肺津不能出于肺，聚而生浊唾涎沫，随肺气上逆而咳出，且咳唾涎沫愈甚，则肺损伤愈重，日久不愈，终致肺痿。咽喉为肺胃之门口，肺胃阴伤，津不上承则口干咽燥。虚热内扰，故手足心热，舌红少苔，脉虚数。胃阴不足，失和气逆则呕吐。

治法特点

病虽在肺，其源在胃。中医讲"治痿独取阳明"，阳明即胃，胃为水谷之海、十二经之海、五脏六腑之海，所以要用养胃之法来治疗痿证，故本方证治以清养肺胃，降逆下气。

配伍特点

方中重用麦冬42g，其性甘寒清润，既养肺胃之阴，又清肺胃虚热。麦冬是心、肺、胃经的药，但主要入胃经；肺气和肺的津液都来源于脾胃，脏腑间有脉相通，因此可说气津都是由胃而来，因胃中燥热故而重用麦冬。方中用人参益气生津，佐以甘草、粳米、大枣益气养胃，四者合用益胃生津，胃津充足自能上归于肺，此为"培土生金"之法。本方用少量半夏清养肺胃，因为半夏虽然温燥，但本方证可见胃中气火上逆，故以半夏降逆下气，兼化涎沫，由于用量较小，又与大剂量麦冬相伍，则其燥性已化，而降逆之用存，且能开胃、行津、润肺，又使麦冬滋而不腻，相反相成；另外，半夏在方中还有止呕作用。甘草能润肺利咽，调和诸药为使药。

总之，本方配伍特点有二：一是体现"培土生金"法；二是于大量甘润药中少佐辛燥之品，主从有序，润燥行宣，滋而不腻，燥不伤津。

临证悟谈

临床上使用麦门冬汤应注重症状和脉象，舌红无苔，舌干，脉虚数或细数。在剂量上，麦冬用量一定要大，以养肺胃之津，半夏用量一定要轻，麦冬、半夏用量比例为7：1，切勿过大，以防辛燥伤阴。方中粳米可用山药代替。

益胃汤为滋养胃阴的常用方

益胃汤是《温病条辨》滋养胃阴的常用方。本方配伍甘凉清润，清而不寒，润而不腻，药简力专，是益胃养阴的良方。

现代常用于治疗慢性胃炎、糖尿病、小儿厌食等属胃阴亏损者。

益胃汤（《温病条辨》）			
沙参9g	麦冬15g	生地黄15g	玉竹4.5g
冰糖3g			

功用：益阴养胃。

主治：胃阴损伤证，胃脘灼热、隐痛，饥不欲食，口干咽燥，大便干结，或干呕，呃逆，舌红少津，脉细数者。

○ 方证辨解特点

病机特点

益胃汤为滋养胃阴的常用方，其方证病机为热病炼灼津液，或过用吐下之剂，或胃病迁延不愈，每致胃阴耗损，虚热内生。胃阴不足，脉络失养，则见胃脘隐痛；阴虚有热，可见胃脘隐隐灼痛，舌红少苔，脉细数；胃阴亏虚则受纳失用，故饥而不欲食；

胃之阴津不足，上不能滋润咽喉则口干咽燥，下不能濡润大肠则便结；胃失濡润，气机上逆则见干呕、呃逆。

治法特点

鉴于胃为水谷之海，十二经皆禀气于胃，胃阴复则气降能食，故治宜甘凉生津，养阴益胃。

配伍特点

方中重用麦冬、生地黄味甘性寒，养阴清热，生津润燥，可谓甘凉益胃之上药。沙参、玉竹养阴生津，以加强生地黄、麦冬益胃养阴之功。冰糖滋养肺胃，调和诸药。

总之本方甘凉清润，清而不燥，润而不腻，药简力专，共奏养阴益胃之效。

临证悟谈

益胃汤与增液汤二方虽都为滋阴润燥剂，药味仅有一味药之别，但益胃汤主治阳明温病，胃阴损伤证，治以养阴益胃；增液汤主治阳明温病，津亏便秘证，治以增液润燥。益胃汤与玉液汤二方都用于阴液不足之证，但玉液汤主治消渴之气阴两虚证。

百合固金汤为治疗肺肾阴虚、虚火上炎而致咳嗽痰血的常用方

百合固金汤载于《慎斋遗书》，是治疗肺肾阴虚、虚火上炎而

致咳嗽痰血的常用方。本方标本兼顾，但以治本为主。

现代常用于治疗肺结核、慢性支气管炎、支气管扩张咯血、慢性咽喉炎、自发性气胸等属肺肾阴虚、虚火上炎者。

百合固金汤（《慎斋遗书》）			
熟地黄9g	生地黄9g	当归身9g	白芍6g
甘草3g	桔梗6g	玄参3g	贝母6g
麦冬9g	百合12g		

功效：滋养肺肾，止咳化痰。

主治：肺肾阴亏、虚火上炎证，咳嗽气喘，痰中带血，咽喉燥痛，头晕目眩，午后潮热，舌红少苔，脉细数。

方证辨解要点

病机特点

肺肾阴虚，涉及五脏是其主要病机。百合固金汤为治疗肺肾阴虚、虚火上炎而致咳嗽痰血的常用方。对于本方证的病机，要从肺与肾、肺与心、肺与肝、肺与脾几方面来分析理解。

肺乃肾之母，肺为水之上源，肾是人体真阴真阳所藏之地，五脏之精下藏于肾，都是肺气下降的作用。肾阴不足，阴虚生内热，虚火上炎，肺失清肃则咳嗽气喘；虚火煎灼津液，则咽喉燥痛，午后潮热，灼伤肺络而痰中带血。

肺主气，心主血，气血相依，维持机体脏腑之间的运行，肺肾阴虚，肺中热气上逆，伤及心肺，肺气不能肃降，有时也可见到气虚。

肺气以肃降为顺，肝气以升发为主，一升一降，升降协调。如肺燥、肺热、肺气虚，肺气上逆，不能肃降，肝气也不得顺畅而生火，更加重了肺燥、肺热和咳血。

脾为肺之母，又为生痰之源，"子盗母气""子亏累其母"，肺气虚，火热炼津而生痰。

治法特点

固肺治其本，化痰治其标是其特点。鉴于本方证之病机乃肺肾阴亏，虚火上炎，故治宜滋养肺肾之阴血，兼以清热化痰止咳，以标本兼顾。

配伍特点

方中重用百合，其性味甘苦微寒，滋阴清热，润肺止咳。方中生地黄、熟地黄养阴滋肾壮水，则上下兼顾。生地黄凉血滋阴而清心肺，熟地黄滋补肾阴，与百合相伍，为润肺滋肾，金水并补的常用组合。麦冬甘寒，协百合以滋阴清热，润肺止咳。玄参咸寒，助二地滋阴壮水以清虚火兼利咽喉。方中用了当归和白芍，从而调和了肺与肝的关系。当归和白芍既能养血补血以止血，又能养血和血以疏肝，这和逍遥散中用这二味药同理；另外，当归也治咳逆上气。方中贝母用来清热润肺，化痰止咳，和当归、白芍共为佐药。桔梗宣肺利咽，化痰散结，并载药上行。生甘草清热泻火，调和诸药。

总之，本方配伍特点有二：一为滋肾保肺，金水并调，尤以润肺止咳为主；二为滋养之中兼以凉血止血，宣肺化痰，标本兼顾，但以治本为主。本方百合润肺为主，服后可阴血渐充，虚火自清，痰化咳止，以达固护肺阴之目的，故名"百合固金汤"。

临证悟谈

本方百合应为蜜炙百合，而且重用，其润肺功能佳；生百合则养阴清心作用强。方中用生甘草而非炙甘草，以清热泻火。方中贝母应为川贝母，因为川贝母性凉而味甘，兼有润肺之功，方能清肺化痰；浙贝母开泄力大，清热散结作用强。按原方要求，方中应用当归身而不是全当归，因为当归身偏于补血养血，全当归则补血又能活血。

八正散为主治湿热淋证之常用方

八正散载于《太平惠民和剂局方》，为治疗湿热淋证之常用方。本方"治大人小儿心经邪热，一切蕴毒"，方中木通、山栀子仁、大黄、车前子、灯心草诸药皆入心经，具有清心泻火解毒之功，同时还能通利小肠，导湿热下行，合滑石、萹蓄、瞿麦以增利水通淋之效，故又"治小便赤涩或癃闭不通，及血淋热淋"。

现代常用于膀胱炎、尿道炎、急性前列腺炎、尿路结石、肾盂肾炎、术后或产后尿潴留等属湿热下注者。

八正散（《太平惠民和剂局方》）

车前子500g　　瞿麦500g　　萹蓄500g　　滑石500g

山栀子仁500g　炙甘草500g　木通500g　　大黄500g

灯心草适量

- -

注：每次煎服10g。

功用：清热泻火，利水通淋。

主治：湿热淋证，尿频尿急，尿时涩痛，淋沥不畅，尿色浑赤，甚则癃闭不通，小腹急满，口燥咽干，舌苔黄腻，脉滑数。

◉ 方证辨解要点

病机特点

湿热下注是本，气化不利是标，为病机特点。八正散为主治湿热淋证之常用方，其证因湿热下注膀胱所致。湿热下注蓄于膀胱，气化不利，水道不利，故尿频尿急，尿热，尿时涩痛，淋沥不畅，甚至癃闭不通；湿热蕴蒸，故尿色浑赤；湿热郁遏，气机不畅，则少腹急满；下焦气化不利，津液不能上承于口舌则口燥咽干。

治法特点

本方苦寒为主，淡渗为辅。鉴于本方证为湿热下注，膀胱气化不利，故治宜清热利尿通淋。

配伍特点

方中以滑石、木通为君，滑石善能滑利窍道，清热渗湿，利水通淋，木通上清心火，下利湿热，使湿热从小便而去。萹蓄、瞿麦、车前子为臣，以清热利尿通淋；三药苦寒，通利膀胱湿热，瞿麦专走下焦，萹蓄专利小便。有医者认为这三味药应为主药。山栀子仁可用炒栀子，清泄三焦，通利水道，以助君药清热利水之功。大黄荡涤邪热，并能使湿热从大便而去，原方标大黄裹煨，大黄煨用以后能利小便，其用量较少。甘草调和诸药，亦能清热缓急止痛。原方用炙甘草，若以生甘草则更助清热之力。煎煮时应加入灯心草以增利水通淋之功。

临证悟谈

五淋散与八正散均治疗湿热蕴结膀胱之证，前者也是治疗湿热淋证为主的方子，所不同者：五淋散重用栀子、赤芍，意在清热凉血，故以治血淋为主；八正散集诸多利水通淋之品于一方，意在清热通淋，故以治疗热淋为主。如果见尿血，可使用小蓟饮子凉血止血，利尿通淋。

防己黄芪汤是治疗风湿、风水属表虚证的常用方

防己黄芪汤是《金匮要略》方，为治疗风湿、风水属表虚证之常用方。原方治"风湿脉浮身重，汗出恶风"，是一首扶正祛风与除湿健脾并用，扶正与祛邪兼顾，使风湿皆去的方剂。

现代适用于慢性肾小球肾炎、心源性水肿、风湿性关节炎属风水、风湿属表虚证者。

防己黄芪汤（《金匮要略》）

防己12g	黄芪15g	白术9g	炒甘草6g
生姜4片	大枣1枚		

功用：益气祛风，健脾利湿。
主治：表虚不固之风水或风湿证，汗出恶风，身重微肿，或肢节疼痛，小便不利，舌淡苔白，脉浮。

● **方证辨解要点**

病机特点

表虚不固，水停不化是其病机特点。防己黄芪汤是治疗风湿、风水属表虚证的常用方。身重、身肿为主症。本方证病机特点主要是水液代谢障碍，与肺、脾、肾三脏关系密切；气虚，水停不化是其特点。

本方证乃因表虚，卫气不固，风湿之邪伤于肌表，水湿郁于肌腠所致，湿重困于脾，脾主肌肉、四肢，因此身重；风性开泄，表虚不固，营阴外泄则汗出，卫外不密故恶风；脾虚运化功能失调，水湿停留，溢于肌肤而身肿；风湿郁于肌肤、筋骨则肢节疼痛。舌淡、苔白、脉浮为风邪在表之象。

治法特点

祛风与除湿健脾并用，扶正与祛邪兼顾。鉴于本方证风湿在表，当从汗解，但表气不足，故只宜固表与祛风行水并施，治以益气祛风，健脾利水。

配伍特点

方中以防己为主，但需与黄芪为伍。防己祛风行水，黄芪益气固表，兼可利水，两者相合，祛风除湿而不伤正，益气固表而不恋邪，使风湿俱去表虚得固。方中白术补气健脾利水，既助防己祛湿行水之功，又增黄芪益气固表之力。生姜、大枣调和营卫，甘草和中，亦可调和诸药。

总之，诸药合用，祛风与除湿健脾并用，扶正与祛邪兼顾，使风湿俱去，诸症自除。

临证悟谈

本方证为气虚水肿，其特点是手足肿，日出肿消，日落又肿。本方有黄芪、白术，取玉屏风散益气固表之意。方中黄芪应为生黄芪，长于固表止汗，炙黄芪则善补中益气。白术应为炒白术，以益气健脾，燥湿利水。

有医者认为肥胖患者因水液代谢障碍所致者，可运用本方加减以利水而减肥；对于肾气不足之蛋白尿，亦可用此方。亦可与参苓白术丸交叉服用。

独活寄生汤为治疗久痹而致肝肾两虚、气血不足之常用方

独活寄生汤载于《备急千金要方》，为治疗久痹而致肝肾两虚、气血不足之常用方。本方以祛风寒湿邪为主，辅以补肝肾、益气血之品，邪正兼顾，去邪不伤正，扶正不留邪。

现在常用于慢性关节炎、类风湿关节炎、风湿性坐骨神经痛、腰肌劳损、骨质增生、小儿麻痹症等属风寒湿痹日久，正气不足者。

独活寄生汤（《备急千金要方》）			
人参6g	茯苓6g	甘草6g	当归6g
白芍6g	生地黄6g	川芎6g	独活9g
细辛6g	桑寄生6g	秦艽6g	防风6g
杜仲6g	牛膝6g	肉桂心6g	

功用：祛风湿，止痹痛，益肝肾，补气血。

主治：痹证日久，肝肾两虚、气血不足证，腰膝疼痛，肢节屈伸不利，或麻木不仁，畏寒喜温，心悸气短，舌淡苔白，脉细弱。

病机特点

独活寄生汤为治疗久痹致肝肾气血不足之常用方,其病机不外三点:一是外感风寒湿邪,二是久痹伤及肝肾,三是气血不足。痹证日久不愈,累及肝肾,耗伤气血,又被风寒湿邪所困,气血运行不畅,经络痹阻而致腰膝疼痛,久则关节屈伸不利或麻木不仁。

风伤于血脉、筋骨,日久,心、肝、肾阴血亦伤,中医有"久病入络,久痹归脏"之说。肝主筋,肾主骨,腰为肾之府,膝为筋之府,痹在骨则重,在于膝则不仁,肝肾不足则腰膝痿软。

气血耗伤,故心悸气短,《素问·逆调论》云:"荣气虚则不仁,卫气虚则不用,荣卫俱虚,则不仁且不用。"

治法特点

病在肝肾,治在气血。又鉴于本方证,原属正虚邪实,治宜扶正与祛邪兼顾,既应祛散风寒湿邪,又当补益肝肾气血。

配伍特点

本方补益气血而选用八珍汤去白术,当归、白芍、生地黄、川芎益气养血活血;人参、茯苓、甘草健脾益气;白芍、甘草相合,柔肝缓急以助舒筋。佐入桑寄生、杜仲、牛膝,补益肝肾而强壮筋骨,桑寄生兼祛风湿,牛膝尚能活血,通利肢节筋脉。以上诸药均治本虚，富有"治风先治血，血行风自灭"之意。但本方证中因风寒湿之邪所致证为标实，故重用独活、桑寄生为君药。独活辛苦微温，善治伏风；桑寄生性善下行，以去下热与筋骨肉的风寒湿邪。臣以细辛、防风、秦艽、肉桂心。细辛入少阴肾经，在于搜剔阴经之风寒湿邪，又除经络留湿。秦艽祛风湿，舒筋而利关节。肉桂心温经散寒，通利血脉。防风治一身之风而胜湿。

总之，综观全方，以祛风寒湿邪为主，辅以补肝肾、益气血之品，邪正兼顾，祛邪而不伤正，扶正而不遏邪。

临证悟谈

本方各药等量，独活重用为9g，而实际上临床使用本方，独活常为9～12g；细辛、肉桂用量不可太过，此二味药偏温，而本方证有伤阴之表现，应考虑护阴，故方中用生地黄清热凉血；方中杜仲多用盐杜仲补肝肾强筋骨，牛膝亦用怀牛膝以补益肝肾。

高老师在临床上治疗因肝肾不足引起的脊柱骨关节病之痹证，多使用"加味芍药木瓜汤"，该方由酒白芍30g、木瓜12g、威灵仙15g、鸡血藤15g、炙甘草12g组成，可根据病症部位及症状进行加减治疗，与独活寄生汤合用收到较好效果。

温胆汤为治疗胆郁痰扰所致不眠、惊悸、呕吐以及眩晕、癫痫的常用方

温胆汤载于《三因极一病证方论》，为治疗胆郁痰扰所致失眠、惊悸、呕吐以及眩晕、癫痫的常用方。本方另见于《备急千

金要方》，但少一味茯苓，重用生姜。本方可看作二陈汤加枳实、竹茹，但确切地说，二陈汤是由温胆汤化裁而成。

本方现代常用于神经症、急性或慢性胃炎、消化道溃疡、慢性支气管炎、梅尼埃病、更年期综合征、癫痫等属胆郁痰扰者。

温胆汤（《三因极一病证方论》）			
半夏6g	竹茹6g	炒枳实6g	陈皮9g
炙甘草3g	茯苓4g	生姜5片	大枣1枚

功用：理气化痰，和胃利胆。

主治：胆郁痰扰证，胆怯动惊，头眩心悸，心烦不眠，夜多奇梦，或呕恶呃逆、眩晕，癫痫，苔白腻，脉弦滑。

◉ 方证辨解要点

病机特点

胆虽为六腑之一，但又可称之为"奇恒之腑""洁净之腑"，中藏精汁，这一功能与脏类似。因此胆的特点是既不宜热，也不宜寒，只有保持常温少阳之气，才能正常地升发，才能常助脾胃消化。所谓"温胆"，就是通过治疗使胆的少阳之气得舒，自然这痰也就去了。

胆内藏相火，是少阳升发之气，有助脾胃腐熟水谷的功能。

胆为洁净之腑，性喜宁而恶邪扰。本方证多因胆气不足，复由情志不遂，胆失疏泄，气郁生痰，痰浊内扰，胆胃不和所致。胆为邪扰，失其宁谧，则肝易受迁，魂不安舍，影响于胃，"胃不和则卧不安"，故胆怯而惊，心烦不眠，夜多奇梦，惊悸不安。

胆胃不和，胃失和降，则呕吐痰涎，或呃逆心悸；痰蒙清窍，则可发为眩晕甚至癫痫。

治法特点

鉴于本方证为胆虚痰扰，故治宜理气化痰，和胃利胆。理气化痰和胃，胃气和降，胆郁得舒，痰浊得去，则胆无邪扰，如是则复其宁谧。

配伍特点

方中半夏辛温，燥湿化痰，和胃止呕，而配伍微寒的竹茹清热化痰、除烦止呕，二者相伍为君臣，一温一寒，化痰和胃，止呕除烦之功倍。方中陈皮与枳实为伍，陈皮苦温，理气行滞，燥湿化痰，枳实辛苦微寒，降气导滞，消痰除痞，二者相合，亦为一温一凉，而理气化痰之力增。茯苓健脾渗湿，以杜生痰之源，加生姜、大枣，调和脾胃，生姜兼制半夏毒性，甘草为使调和诸药。

总之，综观全方，半夏、陈皮、生姜偏温，竹茹、枳实偏凉，温凉并进，令全方寒热适中，理气化痰以和胃，胃气和降，则胆郁得舒，痰浊得去，则胆无邪扰，如是则复其宁谧，诸症自愈。

临证悟谈

1.温胆汤的名字不能望文生义。人之六腑，皆泻而不藏，唯胆为清净之腑，无出无入，寄附于肝，又与肝胆相表里。肝藏魂，夜卧则魂归于肝，胆有邪，岂有不波及肝哉。胆为甲木，其象应春，常欲得春气温和之意耳。我们可以理解为胆喜温和之气，故名"温胆"，切不可理解为"温胆"所谓"温"即和或利，温之者，实凉之也。

2.应用温胆汤，一要抓住病因——胆气不足，复情志不遂；二要抓住病机——胆失疏泄，气郁痰生，痰湿内扰，胆胃不和；三要抓住病位——胆与胃；四要抓住病性——胃不和则痰热生。

3.温胆汤可治疗多种病症，包括消化、循环、神经等多系统的疾病，但究其根源，大多以痰热为主，正合中医所讲异病同治的道理。

4.温胆汤药味不多，八味药中有温有凉（半夏、陈皮性温，竹茹、枳实偏寒），有升有降（半夏、枳实为降，陈皮辛行温通），有补有泻（大枣甘平为补，枳实为泻）。温胆汤中用陈皮理气化痰，二陈汤中则用橘红以化痰为主。《方剂学》中有许多方剂都暗含温凉、升降、补泻：如银翘散，在辛凉之品中加制辛温之品；在半夏泻心汤中，黄连、黄芩为清热之品，而又有干姜温中之品；在小柴胡汤中，柴胡与黄芩一散一清，而人参甘平以扶正；在六味地黄丸中也有"三补三泻"。所以学习方剂，要仔细分析，明确药性，从中理解组方之奥妙。以方论治，也可说明人体的证候往往并非纯阴、纯阳、纯虚、纯实、纯寒、纯热、纯表、纯里，因此，用药也必须有寒有热，有补有泻，有升有降，最根本的一条就是辨证论治，调理阴阳，真正理解每个方剂中的君臣佐使，才能在临床水平上有所提高。

小陷胸汤为治疗痰热结胸的常用方

小陷胸汤源于《伤寒论》，为治疗痰热结胸的常用方。药只三味，但体现了辛开苦降之法。

现代常用于急性胃炎、胆囊炎、肝炎、冠心病、肺源性心脏病、急性支气管炎、胸膜炎、胸膜粘连等属痰热互结心下或胸膈者。

小陷胸汤（《伤寒论》）		
黄连6g	半夏12g	瓜蒌20g

功用：清热化痰、宽胸散结。

主治：痰热互结之结胸证，心下痞闷，按之则痛，或心胸闷痛，或咳黄稠痰，舌红苔黄腻，脉滑数。

方证辨解要点

病机特点

本方病机以痰热互结为本，胸痞内痛为标。小陷胸汤为治疗痰热结胸的常用方，用于治疗误下致邪热内陷与痰浊结于心下的小结胸病，也是治疗胸痞的一首方剂。痰热互结，心下或胸膈气郁不通，故胃脘或心胸痞闷，按之则痛。

治法特点

本方辛开苦降，润燥相得。鉴于本方证为痰热互结，故治宜清热涤痰，宽胸散结。体现辛开苦降之法。

配伍特点

方中重用全瓜蒌，性味甘寒，清热涤痰，宽胸散结，用时宜先煎，再在滤出的药汤中纳他药，意在"以缓治上"，而通胸膈之痹。黄连苦寒，泄热除痞，入心经、泻心火、清心热，为苦寒降泄之品，可影响心中阳气，临证时如用以治疗热病，可加用黄芩。半夏辛温，化痰散结，与黄连相伍为臣，一苦一辛，体现辛开苦降之法；与瓜蒌相须为用，润燥散结，为清热化痰，散结开痞的常用组合。

临证悟谈

本方虽以治结胸心痛、胸痞为主，适用于冠心病，但也适用于痰热互结心下的肺心病、急性支气管炎，也可用于治疗消化道之急性胃炎、胆囊炎、肝炎等。高老师在临床上治疗肺心病往往与丹参生脉散合方用之。如大便溏泻，瓜蒌可改用瓜蒌皮，因为瓜蒌仁有滑肠作用。

三子养亲汤为治疗痰壅气逆食滞证的常用方

三子养亲汤系《杂病广要》录自《皆效方》的治疗痰壅气逆食滞证的常用方。本方是一个很小的方子，之所以叫"养亲"，是因为老年人消化不好，进食多了容易生痰，就用这个方来养老人，而且方中用了三种"子"，所以叫"三子养亲"。在临床上无论男、女、老、少皆可用之，尤以老年人为宜。

现代常用于治疗因痰壅气滞而致的顽固性咳嗽、慢性支气管炎、支气管哮喘、肺心病等。

三子养亲汤（《杂病广要》录自《皆效方》）

紫苏子9g   白芥子9g   炒莱菔子9g

功用：温肺化痰，降气消食。

主治：痰壅气逆食滞证，咳嗽喘逆，痰多胸痞，食少难消，舌苔白腻，脉滑。

● 方证辨解要点

病机特点

本方原为高年咳嗽，气逆痰痞者而设。因为年老中虚，纳运无权，每致停食生痰，痰盛壅肺，肺失宣降，故见咳嗽喘逆、痰多胸痞、食少难消等症，治宜温肺化痰，降气消食。本方作为治痰的基本方有两个用处：一是不管是寒痰还是热痰，只要不容易咳出来，都可以用它加味用于汤剂来治疗；二是白芥子能去胸膜之水。

治法特点

本方因痰壅、气逆、食滞三因而致咳嗽气逆，故宜温肺化痰，降气消食。本方三味药，各有所长，能达到豁痰、降气、消食之功。

配伍特点

三子之药，各有所长。方中用白芥子温肺化痰，利气散结；紫苏子降气化痰、止咳平喘；莱菔子消食导滞、下气祛痰。三药相伍，各有所长：白芥子长于豁痰，善去皮里膜外之痰与胸膜之水；紫苏子长于降气；莱菔子辛辣之味较重，容易破气，长于消食。临证当视痰壅、气逆、食滞三者孰轻孰重而定何药为君，余药为臣。

临证悟谈

临床上使用时应当注意炮制。原书要求"微炒""击碎"，可防止辛散耗气，减少辛味对咽喉、肺胃的不良刺激。尤其使用莱菔子一定要注意，其药生用性升，炒后性降，下气而且破气，因其辛辣之味比较重，炒了以后才能降，生的容易令人作吐、恶心，呕吐食物而不是吐痰。

在《成方便读》中，张秉成认为："莱菔子消食行痰；痰壅则气滞，以苏子降气行痰；气滞则膈塞，白芥子畅膈行痰。三药皆治痰之药，而又能于治痰之中各逞其长。食消气顺，喘咳自宁，而诸证自愈矣，又在用者之得宜耳。"由此可知三味药均有行痰之功。

又有医者认为此方可治疗胸腔积液（一般是结核性的），用此方确实能使水排出来，还可以在方中加祛痰药吐出来，也可加利尿药排出来，因为白芥子去皮里、膜外之痰。因为白芥子是辛辣之品，患者受到刺激后咳嗽会更厉害，就更难受，所以一定要炒一炒用才好。

近代有医者使用三子养亲汤加味，治疗肺气肿，效果较好。即方中加用生山药60g、玄参30g。高老师使用此方治疗数十例肺气肿患者，疗效明显。方中重用山药，因为山药色白入肺，味甘归脾，液浓益肾，故而能补肺、补肾，兼补脾胃，其效能滋阴又能利湿，能滑润又能收敛，最善宁咳定喘，且其性甚和平，故重用之。玄参色黑，味甘微苦，性凉多液，气薄味厚，滋阴而能降，其中心空而色白，能入肺以清肺之燥热，疗肺热咳喘最宜。故用此二药治本虚，而兼能清虚火，且山药、玄参并用，量大能止咳定喘，张锡纯在《医学衷中参西录》中早倡其言。高老师又在此方中加入葶苈子降气利痰、五味子收敛肺气、大枣补脾益胃，名为"五子参药汤"。

高老师最初使用本方与金水六君煎合方治疗因痰涎壅盛、肾不纳气所致的咳喘，很有疗效。金水六君煎是二陈汤加当归、熟地黄而成，主治肺肾阴虚，湿痰内盛证。一个温肺化痰，偏燥；一个滋养肺肾，祛湿化痰，偏补阴。二方合用，互为纠偏和补充，对支气管哮喘疗效较好。

半夏白术天麻汤为治疗风痰眩晕、头痛的常用方

半夏白术天麻汤载于《医学心悟》，为治风痰眩晕、头痛的常用方。本方系二陈汤加味而成，在其燥湿化痰的基础上，加入健

脾燥湿之白术、平肝息风之天麻而组成化痰息风之剂。本方风痰
并治，标本兼顾，但以化痰息风治标为主，健脾祛湿治本为辅。

现代常用于耳源性眩晕、原发性高血压病、神经性眩晕、癫
痫、面神经瘫痪等属风痰上扰者。

半夏白术天麻汤（《医学心悟》）			
半夏4.5g	天麻3g	茯苓3g	橘红3g
白术9g	甘草1.5g	生姜1片	大枣2枚

功用：化痰息风，健脾祛湿。
主治：风痰上扰证，眩晕、头痛，恶心呕吐，舌苔白腻，脉弦滑。

● 方证辨解要点

病机特点

脾虚为本，痰湿为标。半夏白术天麻汤为治疗风痰眩晕头痛
的常用方，本方证病因、病机为平素脾胃虚，水谷精微不能化生
为气血，变生为痰，故"脾为生痰之源"，后或因情志不遂，或因
猝然受到刺激，或因过度疲劳，气乱则痰浊中阻，清阳不升，引
动肝风，风痰上扰清空。

风痰上扰，蒙蔽清阳，故眩晕头痛，《素问·至真要大论》言
"诸风掉眩，皆属于肝。"肝风夹痰浊之气上扰头目，而头晕恶心、
头痛目胀，温温欲吐，此为"痰厥"。

痰阻气滞，升降失司，故胸膈痞满，恶心呕吐。

内有痰浊，则舌苔白腻；脉来弦滑，乃风痰之象。

治法特点

本方证为风痰上扰之证，本方治法标本兼顾，予以化痰息风，健脾祛湿，但以化痰息风治标为主，健脾祛湿治本为辅。

配伍特点

药只八味，丝丝入扣。

本方以二陈汤为主体，燥湿化痰，降逆止呕，健脾祛湿。天麻甘温，入肝经，功能平肝息风而止头眩，且又镇痉，古有"定风草"之称，是治内风引起的眩晕、头痛的佳品。白术健脾理气，助运化而去水湿，在此可增强化痰作用，《本经疏证》云："白术治眩，非治眩也，治痰饮与水耳。"天麻、白术相配，以治风痰之证，丝丝入扣。

临证悟谈

冉小峰在《历代名医良方注释》指出："诸风掉眩，皆属于肝。肝风内动，痰浊上扰，故眩晕头痛；痰阻气滞，故胸膈痞闷；痰厥头痛，非半夏不能疗；眼黑头晕，风虚内作，非天麻不能除。"使我们认识到本方中使用半夏、天麻的意义。

肆 从中医系列方剂中论 "证出有辨"

麻黄剂的加减变化系列方

麻黄为解表药之首善药，麻黄汤为解表首善之方。凡方中以麻黄为主的方剂，我们称之为"麻黄剂"。在麻黄剂中依药物组成可分为麻桂类、麻杏类和麻黄类。

麻黄剂 {
麻桂类：麻黄汤、麻黄加术汤、小青龙汤、大青龙汤
麻杏类：麻黄杏仁甘草石膏汤、越婢汤、麻黄杏仁薏苡甘草汤、麻黄连翘赤小豆汤、三拗汤、华盖散
麻黄类：麻黄细辛附子汤、麻黄附子甘草汤、麻黄升麻汤
}

○ 麻桂类

麻黄汤（《伤寒论》）			
麻黄9g	桂枝6g	杏仁6g	炙甘草3g

功用：发汗解表，宣肺平喘。

主治：外感表实证，恶寒发热，无汗而喘，脉浮紧。

证辨

本方证为外感风寒，肺气失宣所致。风寒之邪外袭肌表，卫阳被遏，腠理闭塞，营阴郁滞，经脉不通，故见恶寒发热，无汗，头身痛。肺主气属卫，外合皮毛，寒邪外束于表，影响肺气的宣降下行则上逆为喘。风寒袭表，则舌苔薄白，脉浮紧。

方辨

鉴于外感风寒之表实证，治宜发汗解表，宣肺平喘。方中麻黄味苦辛、性温，归肺、膀胱经，善开腠发汗，祛在表之风寒；宣肺平喘，开闭郁之肺气，故列为君药。桂枝透营达卫，解肌发表，温通经脉，既助麻黄解表，使发汗之力倍增，又畅行营阴，使疼痛之症得解。二药相须为用，是辛温发汗的常用组合。杏仁利肺气，与麻黄相伍，一宣一降，则恢复肺气之宣降，加强宣肺平喘之功，是为宣降肺气的常用组合。炙甘草既能调和麻黄、杏仁之宣降，又能缓和麻黄之峻烈，使汗出不致过猛而耗伤正气，是使药兼佐药之用。四药配伍，表寒得散，营卫得通，肺气得宣，则诸症可愈。

临辨

若喘急胸闷、咳嗽痰多，表证不甚者，去桂枝加紫苏子、半夏以化痰止咳平喘；若鼻塞流涕重者加苍耳子、辛夷宣通鼻窍；若夹湿邪而兼见骨节酸痛加苍术、薏苡仁祛风除湿；兼里热之烦躁，酌加石膏、黄芩以清泻郁热。

麻黄加术汤 (《金匮要略》)

麻黄9g	桂枝6g	杏仁6g	炙甘草3g

白术12g

功用：发汗解表，散寒祛湿。

主治：风寒夹湿痹证，身体烦疼，大汗等。

鉴辨

　　麻黄汤与麻黄加术汤一药之别，虽都发汗解表，但麻黄汤宣肺平喘之效甚，而麻黄加术汤重用一味白术而散寒祛湿之力增。麻黄加术汤中麻黄、桂枝与白术相配以发汗解表，散寒祛湿，然发汗祛湿不宜过汗，方中麻黄得白术虽发汗而不致太过，白术得麻黄则能尽去表里之湿。

小青龙汤 (《伤寒论》)

麻黄9g	桂枝9g	炙甘草6g	芍药9g
干姜6g	半夏9g	细辛3～6g	五味子3～6g

功用：解表散寒，温肺化饮。

主治：外寒里饮证，恶寒发热，无汗，喘咳，痰多而稀，舌苔白滑，脉浮。

证辨

本方证主治外感风寒，寒饮内停之证。若外寒证轻者可去桂枝，麻黄改为炙麻黄；若兼有热象，而出现烦躁者，加生石膏、黄芩以清郁热；兼喉中痰鸣，加杏仁、射干、款冬花化痰降气平喘；若鼻塞流涕多者，加辛夷、苍耳子宣通鼻窍；兼水肿者，加茯苓、猪苓以利水消肿。

大青龙汤（《伤寒论》）			
麻黄12g	桂枝6g	杏仁6g	炙甘草6g
生石膏12g	生姜9g	大枣3g	

功用：发汗解表，兼清里热。

主治：外感风寒，里有郁热证，恶寒发热，头身疼痛，无汗烦躁，口渴，脉浮紧。

鉴辨

大青龙汤由麻黄汤重用麻黄，再加石膏、生姜、大枣组成，主治风寒表实重证，而兼有郁热者。方中倍用麻黄，故其发汗之力尤峻；其烦躁郁热在里，故加石膏清热除烦；生姜合麻黄、桂枝散风寒以解表邪，合大枣、甘草则益脾胃以滋汗源，使汗出解表，寒热烦躁并除。

小青龙汤是治疗外感风寒、寒饮内停喘咳的常用方。小青龙汤的用药有些特殊，可分几组对药，如麻黄和桂枝、干姜和细辛。因为有寒饮，必须用麻黄、桂枝共同发散风寒，但其剂量比麻黄汤的要重。干姜与细辛这一对药配伍，因属辛热之品，能发散水中之寒而祛除水饮。而半夏、芍药和五味子这一对药是佐制药，是相反相成的药。本方的另一个特点是内含桂枝汤，辛温发散表寒而调营卫。

小青龙汤与大青龙汤，二方都能发汗解表。但小青龙汤运用于外寒里饮证，故用麻黄、桂枝、干姜辛温之品；而大青龙汤运用于外感风寒，里郁存热，故方中使用全麻黄汤外，又加用生石膏来清里热。二者截然不同的是前者主治内有寒饮，后者主治内有郁热。

还有一张方叫小青龙加石膏汤，主治肺胀烦躁而喘，在小青龙汤基础上加用石膏解热除烦，其功用为解表蠲饮，兼除烦躁。

● 麻杏类

麻黄杏仁甘草石膏汤（麻杏石甘汤，《伤寒论》）

麻黄9g	杏仁9g	炙甘草6g	石膏18g

功用：辛凉解表，清肺平喘。

主治：外感风寒、邪热壅肺证，身热不解，咳逆气急，甚则鼻扇，口渴，有汗或无汗，舌苔薄白或黄，脉浮而数者。

证辨

本方证是表邪入里化热，壅遏于肺，肺失宣降所致。如肺热甚，壮热汗出者，加重石膏用量，并酌加桑白皮、黄芩、知母以除肺热；表邪偏重，无汗而恶寒，酌加薄荷、桑叶、紫苏叶等以助解表宣肺之功；痰多、气急可加葶苈子、枇杷叶以降气化痰；痰黄稠而胸闷者宜加瓜蒌、贝母、黄芩、桔梗清热化痰、宽胸利膈。

越婢汤（《金匮要略》）			
麻黄18g	石膏24g	生姜9g	甘草6g
大枣5枚			

功用：发汗利水。

主治：风水夹热证，恶风，一身悉肿，脉浮，不渴，续自汗出，无大热。

鉴辨

越婢汤与麻杏石甘汤，所治之证皆有汗，俱用麻黄配石膏以清泄肺热。越婢汤证的一身悉肿为主，是水在肌表，故加大麻黄用量（18g）并配生姜以发泄肌表之水湿，用大枣、甘草益气健脾，意在培土制水，无喘证故不用杏仁。麻杏石甘汤证以咳喘为主，是肺失宣降，故用麻黄配杏仁、甘草宣降肺气，止咳平喘。

麻黄杏仁薏苡甘草汤（麻杏苡甘汤，《金匮要略》）

麻黄6g	杏仁6g	炙甘草3g	薏苡仁12g

功用：发汗解表，祛风除湿。

主治：风湿在表、湿郁化热证，一身尽痛，发热，日晡所剧者。

麻黄连翘赤小豆汤（《伤寒论》）

麻黄6g	杏仁9g	炙甘草6g	连翘6g
赤小豆24g	生桑白皮24g	生姜6g	大枣6枚

功用：解表散邪，清热除湿以退黄。

主治：表邪外闭，湿热里蒸，发热恶寒，身目俱黄，小便黄赤短涩，浮肿，舌苔白腻，或薄黄腻，脉浮。

鉴辨

这三首方子虽然组方都以麻黄汤去桂枝为基础，但所加药物有所差异，所以在主治上有所不同。

麻杏苡甘汤是麻黄汤的一个附方，与麻黄加术汤有些相似，都是治疗外感风寒夹湿的方剂。但麻黄加术汤证为素体多湿，又外感风寒所致，表寒及身痛较麻杏苡甘汤为重，故用麻黄、桂枝与白术相配，以发汗解表，散寒祛湿。然发汗祛湿不宜过汗，方中麻黄得白术使发汗不致太过，白术得麻黄则能尽去表里之湿，相辅相制，深得配伍之妙。麻杏苡甘汤证表寒及身疼比较轻，但日晡发热增剧，有化热之倾向，故而不用桂枝、白术，而用薏苡仁渗利清化，全方用量尤轻，亦为微汗之用。

麻杏石甘汤是治疗外感风邪、邪热壅肺证的一首方，它与麻黄汤俱用麻黄、杏仁、炙甘草而治喘咳。但麻杏石甘汤主治之咳喘证属表邪入里化热，壅遏于肺，故以麻黄配石膏清热宣肺为主，兼以解表祛邪；麻黄汤主治之咳喘系风寒束表，肺气失宣所致，故以麻黄配桂枝相须为用，发汗解表为主，兼以宣肺平喘。二方仅一药之差，功用及主治却大相径庭，仲景精于遣药配伍，于此可窥其一斑。

与麻黄汤一药之差的麻杏苡甘汤与麻杏石甘汤都发汗解表，然有所不同。麻杏苡甘汤适用于风寒夹湿证，故用薏苡仁渗利清化；而麻杏石甘汤适用于风寒邪热壅肺证，故用石膏清热宣肺止喘。

《伤寒论》还有一张治疗表邪外闭，湿热里蒸的方麻黄连翘赤小豆汤，此方与麻杏苡甘汤、麻杏石甘汤都有麻黄汤中的麻黄、杏仁和炙甘草。本方加入连翘、赤小豆、桑白皮苦寒清热以退黄，炙甘草、大枣甘平和中。本方为表里双解之剂，适用于湿热发黄而兼有表证者。麻杏石甘汤有一个附方叫越婢汤，是发汗利水的方子，与麻杏石甘汤所治之证皆有汗，俱用麻黄配石膏以清泻肺热。越婢汤证以一身悉肿为主，是水在肌表，故加大麻黄用量，并配生姜，以发泄肌表之水湿；用大枣、甘草益气健脾，意在培土利水；无喘证，故不用杏仁。麻杏石甘汤证以咳喘为主，是肺失宣降，故用麻黄配杏仁、炙甘草宣降肺气，止咳平喘。

三拗汤（《太平惠民和剂局方》）

麻黄30g　　　　杏仁30g　　　　生甘草30g

注：每次煎服15g。

功用：宣肺解表。

主治：外感风寒，肺气不宣证，鼻塞声重，语言不出，咳嗽，胸闷。

华盖散（《博济方》）

麻黄30g　　　　杏仁30g　　　　甘草15g　　　　陈皮30g

桑白皮30g　　　赤茯苓30g　　　紫苏子30g

注：每次煎服6g。

功用：宣肺解表，祛痰止咳。

主治：素体痰多，肺感风寒证，咳嗽上气，呀呷有声，吐痰色白，胸膈痞满，鼻塞声重，恶寒发热，苔白润，脉浮紧。

鉴辨

三拗汤与华盖散皆有麻黄汤去桂枝，故功用重在宣散肺中风寒，主治风寒犯肺之咳喘证。但三拗汤为宣肺解表的基础方，主治风寒袭肺的咳喘轻证；华盖散主治素体痰多的风寒袭肺证，故加紫苏子、陈皮、桑白皮、赤茯苓以降气祛痰，加强化痰止咳的作用。

● 麻黄类

麻黄细辛附子汤（《伤寒论》）

麻黄6g	细辛6g	附子10g

功用：温经解表。

主治：少阴病兼表证，无汗恶寒，发热或不发热，神疲倦怠，手足冷，舌质淡，苔白润，脉沉弱或沉细。

证辨

本方证为素体阳虚，复感风寒证，少阴病阳虚外受风寒，邪正相争，则恶寒甚剧，虽厚衣重被，其寒不解，本应不发热而反发热。阳虚外感，表证脉当浮，今反沉微，兼见神疲欲寐，手足冷。

方辨

阳虚外感证，若纯以辛温发散，则可因阳虚而无力作汗，或虽得汗必致阳随液脱，治当助阳与解表并行。方中麻黄辛温，发汗解表为君，行表以开泄皮毛逐邪于外；附子辛热，温肾助阳为臣，温里以振奋阳气，鼓邪达外，与麻黄相辅相成。细辛归肺、肾二经，芳香气浓，性善走窜，通彻表里，既能祛风散寒助麻黄解表，又可鼓动肾中真阳之气，协附子温里。三药并用，补散兼施，使外感风寒之邪得以表散，在里之阳气得以维护，则阳虚外感可愈。

鉴辨

本方既是主治少阴阳虚，外感风寒的代表方、基础方，又是治疗大寒客犯肺肾所致咽痛、声哑的常用方。大寒直犯肺肾，上窒窍隧，下闭肾气则暴哑。则此方麻黄散寒宣肺，附子温壮肾阳，细辛协二药辛通上下，合用则具宣上温下、开窍启闭之功。此方亦为表里同治之剂，异病同治之体现。

麻黄附子甘草汤（《伤寒论》）		
麻黄6g	附子10g	甘草6g

功用：温经解表。
主治：少阴病，得之二三日无证，微汗。

方辨

麻黄细辛附子汤方中麻黄解表，附子温肾阳，细辛气味辛温雄烈，佐附子温经，佐麻黄解表，三药合用，于温阳之中促进解表，于解表之中不伤阳气。若少阴病初得之病情比较轻，去细辛，加甘缓之甘草为麻黄附子甘草汤以温经微汗。

以麻黄冠名的还有一首方子叫麻黄升麻汤。

麻黄升麻汤（《伤寒论》）			
麻黄4.5g	升麻3.75g	当归3.75g	知母2.4g
黄芩2.4g	玉竹2.4g	芍药0.75g	天冬0.75g
茯苓0.75g	甘草0.75g	石膏0.75g	白术0.75g
干姜0.75g	桂枝0.75g		

功用：发越郁阳，清上温下。

主治：上热下寒、正虚阳郁证，发热恶寒，四肢不温，泄利不止，口干口渴，四肢乏力，舌淡苔黄，脉沉迟。

证辨

本方用于治疗寒热错杂之唾脓血、泄利。这个病由伤寒而来，伤寒六七天了，风寒之邪化热，但未成实。由于误大下后，阴气受伤，上焦阳邪内郁，所以阴阳之气不相顺接，故而手足厥逆，下部脉不起。热郁在上则咽喉不利而唾脓血，下有寒而下利不止。上热下寒中气虚，治寒则碍热，治热则碍寒，补虚则碍实，泻实则碍虚，所以仲景说"为难治"。

本方药味较多，达14味，方中重用麻黄和升麻以发越郁阳，当归温润养血以助汗源且防发越之弊。其他药用量极少，其中知母、黄芩、玉竹略多，余8味药均用0.75g，主次分明。为防泄利脾伤气陷，故佐白术、干姜、茯苓、桂枝等温阳理脾。药味虽多，并不杂乱，而是重点突出，井然有序。总之，这个方子有两个特点：一是药味多达14味，乃仲景方中药味较多者；二是药品剂量少。

桂枝剂的加减联想系列方

桂枝汤"为仲景群方之冠"，乃滋阴和阳、调和营卫、解肌发汗之总方也，由此方衍化之仲景方多达24首。其中组方含桂枝汤全部药物组成者有13首，下面称为"全方类"；含桂枝汤部分药物组成者有11首，下面称为"不全方类"。这些方主要为辛温解表剂和温中祛寒剂。在"全方类"中，当归建中汤非仲景方，当归四逆汤属"不全方类"，现为方便学习而列入其中。

桂枝剂	全方类	桂枝汤、桂枝加桂汤、桂枝加芍药汤、桂枝加黄芪汤 桂枝加葛根汤、桂枝加厚朴杏子汤、桂枝加附子汤、桂枝新加汤 桂枝二麻黄一汤、桂枝二越婢一汤、桂枝麻黄各半汤 小建中汤、黄芪建中汤、当归建中汤、当归四逆汤、当归四逆加吴茱萸生姜汤
	不全方类	黄芪桂枝五物汤、桂枝去芍药汤、桂枝去芍药加附子汤、桂枝去芍药加蜀漆龙骨牡蛎救逆汤、桂枝去芍药加麻黄细辛附子汤 桂枝甘草龙骨牡蛎汤、桂枝甘草汤、桂枝人参汤 桂枝芍药知母汤、桂枝生姜枳实汤

桂枝汤（《伤寒论》）

桂枝9g　　　芍药9g　　　炙甘草6g　　　生姜9g
（三两）　　　（三两）　　　（二两）　　　（三两）

大枣3枚（十二枚）

功用：解肌发表，调和营卫。

主治：外感风寒表虚证，恶风发热，汗出头痛，鼻鸣干呕，苔白不渴，脉浮缓或浮弱。

证辨

　　本方为治疗外感风寒表虚证的基础方，又是调和营卫、阴阳治法的代表方。从《伤寒论》与《金匮要略》以及后世医家的运用情况来看，本方不仅用于外感风寒表虚证，还运用于病后、产后、体弱等情况下因营卫不和而发生的病症。这是因为桂枝汤本身具有调和营卫、阴阳的作用，而许多疾病在其病变过程中，大多可出现营卫、阴阳失调的病理状态。正如徐彬所说："桂枝汤，外证得之，解肌和营卫；内证得之，化气调阴阳。"这是对本方治病机理的高度概括。

方辨

　　本方证属表虚，故方中以桂枝为君，助卫阳通经络，解肌发表而祛在表之风邪。芍药益阴敛营，敛固外泄之营阴。桂枝、芍药等量合用寓意有三：一是针对卫强营弱，体现营卫同治，邪正兼顾；二为相辅相成，桂枝得芍药使汗而有源，芍药得桂枝则滋而能化；三是相制相成，散中有收，汗中寓补。方中生姜辛温，既助桂枝辛散表邪，又兼和胃止呕；大枣、甘草既能益气补中且可滋脾生津。生姜、大枣相配是补脾和胃、调和营卫的常用组合。方中炙甘草调和诸药，合桂枝辛甘化阳以实卫，合芍药酸甘化阴以和营，功兼佐使之用。综观本方，药虽五味，但结构严谨，发中有补，散中存收，邪正兼顾，阴阳并调，组成了外可解肌发表，内可调营卫、阴阳的基本结构，不愧为"群方之冠"。

临辨

恶风寒较甚者，宜加防风、荆芥、淡豆豉疏散风寒；体质素虚者可加黄芪益气以扶正祛邪；兼见咳喘者，宜加杏仁、紫苏子、桔梗宣肺止咳平喘。

鉴辨

本方与麻黄汤同属辛温解表剂，都可用治外感风寒表证。麻黄汤中麻黄、桂枝并用，佐以杏仁，发汗散寒力强，又能宣肺平喘，为辛温发汗之重剂，主治外感风寒所致恶寒发热而无汗、喘咳之表实证；桂枝汤中桂枝、芍药并用，佐以生姜、大枣，发汗解表之力逊于麻黄汤，但有调和营卫之功，为辛温解表之轻剂，主治外感风寒所致恶风发热而有汗之表虚证。

在桂枝剂中，桂枝加桂汤、桂枝加芍药汤药物组成均同桂枝汤，但桂枝、芍药用量不同，其效有所差异。

桂枝加桂汤（《伤寒论》）

桂枝15g	芍药9g	炙甘草6g	生姜9g
（五两）	（三两）	（二两）	（三两）

大枣3枚（十二枚）

功用：温通心阳，平冲降逆。

主治：心阳虚弱、寒水凌心之奔豚，气从少腹冲心胸，起卧不安。

桂枝加芍药汤（《伤寒论》）

桂枝9g	芍药18g	炙甘草6g	生姜9g

大枣3枚

功用：温脾和中，缓急止痛。

主治：太阳病误下伤中，土虚木乘之腹痛。

桂枝加黄芪汤（《金匮要略》）

桂枝6g	芍药9g	炙甘草6g	大枣3枚
黄芪6g	生姜9g		

功用：调和营卫，补益卫气。

主治：黄汗，身重汗出轻，身润，胸中痛，小便不利，烦躁。

鉴辨

桂枝加桂汤和桂枝加芍药汤药味与桂枝汤相同，但因药量之变化，已由治表之剂变为治里之方。其中桂枝加桂汤主治太阴病发汗太过耗损心阳，心阳不能下蛰于肾，肾中寒水之气上犯凌心所致的奔豚病，故加桂枝二两，以加强温通心阳、平冲降逆之作用；桂枝加芍药汤主治太阳病误下伤中、邪陷太阴，土虚木乘之腹痛，故用桂枝通阳温脾，倍用芍药以柔肝缓急止痛。桂枝加黄芪汤就是桂枝汤加生黄芪，桂枝汤调和营卫，生黄芪走表，行水兼补益卫气。故服药后要饮热稀粥来助药力，并盖被使微汗出。

在桂枝剂中有3首方是合方，即桂枝二麻黄一汤、桂枝二越婢一汤、桂枝麻黄各半汤，均为辛温轻剂。

桂枝二麻黄一汤（《伤寒论》）			
桂枝5g （一两十七铢）	芍药3g （一两六铢）	麻黄2g （十六铢）	生姜2g （一两六铢）
杏仁2g （十六个）	炙甘草5g （一两二铢）	大枣1枚 （五枚）	

功用：辛温轻剂，微发其汗。

主治：太阳表邪郁而不解。

鉴辨

桂枝二麻黄一汤为桂枝汤与麻黄汤合方，组成与桂枝麻黄各半汤药味相同，但剂量更轻，《伤寒论》原方取桂枝汤原量的5/12，麻黄汤原量的2/9，本方调和营卫之力大而发汗之力更小，对大汗出后，微邪不解者，用之甚佳，此乃于解肌方中稍佐发汗之品，而达到调和营卫兼疏表邪之功。

桂枝二越婢一汤（《伤寒论》）			
桂枝3g （十八铢）	麻黄3g （十八铢）	芍药3g （十八铢）	炙甘草3g （十八铢）
石膏6g （二十四铢）	生姜3g （一两三钱）	大枣1枚 （四枚）	

功用：微发其汗，兼清里热。
主治：表寒里热郁而不发。

鉴辨

桂枝二越婢一汤为桂枝汤与越婢汤按2：1用量合方，方中桂枝汤调和营卫、外散表邪，用越婢汤取其辛凉之性，以泄在里之热，本方为表里双解轻剂，适用于表郁内热轻证。

桂枝麻黄各半汤（《伤寒论》）

桂枝6g （一两十六铢）	芍药3g （一两）	生姜3g （一两）	炙甘草3g （一两）
麻黄3g （一两）	大枣2枚 （四枚）	杏仁3g （二十四枚）	

功用：辛温轻剂，小发其汗。

主治：太阳不愈，病久肝郁。

鉴辨

桂枝麻黄各半汤《伤寒论》原方为桂枝汤与麻黄汤按1：1用量组成的合方：或取二方各1/3药量合煎，或取二方各煎取药液后合并顿服。取麻黄汤发汗解表，疏达皮毛，以治表实无汗；取桂枝汤调和营卫，两方合用，又小制其剂，乃有刚柔相济、从容不迫、异道取功之妙，既有小汗解邪之效，又无过汗伤正之弊。

以上三方均为辛温轻剂，从其方剂运用可知仲景用方之巧妙，充分证明了药效关系、量效关系在临证运用中的奇特效用，为我们制方用药、用量提供了有益指导。

在桂枝剂中有4首方，以桂枝汤为基础方加用药物，而使其功效有所改变。

桂枝加葛根汤（《伤寒论》）

桂枝 6g	芍药 6g	炙甘草 6g	生姜 9g
大枣 3 枚	葛根 12g		

功用：解肌发表，升津舒经。

主治：风寒客于太阳经输，营卫不和证，桂枝汤证兼项背强而不舒者。

鉴辨

桂枝加葛根汤即桂枝汤方加葛根，方中桂枝汤解肌祛风，调和营卫，葛根升津舒肌，且助解表。本方是桂枝汤的延伸，方证以桂枝汤证为主，项背强几几为辅。临证时须详查。

桂枝加厚朴杏子汤（《伤寒论》）

桂枝 9g	芍药 9g	炙甘草 6g	生姜 9g
大枣 3 枚	炙厚朴 6g	杏仁 6g	

功用：解肌发表，降气平喘。

主治：宿有喘病，又感风寒而见桂枝汤证者；或风寒表证误下后表证未解而微喘者。

鉴辨

桂枝加厚朴杏子汤即桂枝汤方加厚朴、杏仁，方中桂枝汤解肌祛风，炙厚朴、杏仁降气平喘、消痰导滞，为表里兼治之剂。本方运用于体质虚弱的喘咳患者，同时这类患者还可伴有胸满、心悸、腹胀等症。

桂枝加葛根汤证与桂枝加厚朴杏子汤证均以外感风寒表虚为基本病机。桂枝加葛根汤主治外感风寒，太阳经气不舒，津液不能敷布，经脉失去濡养之恶风汗出，项背强而不舒，故用桂枝汤加葛根以解肌发表，升津舒经；桂枝加厚朴杏子汤主治风寒表虚证兼见肺失肃降之喘逆，故加厚朴、杏仁降气平喘。

桂枝新加汤（《伤寒论》）			
桂枝9g	芍药12g	炙甘草6g	生姜12g
大枣6枚	人参12g		

功用：调和营卫，益气和营。

主治：发汗后身疼痛，汗多，心悸，头昏，食欲不振者。

桂枝加附子汤（《伤寒论》）			
桂枝9g	芍药9g	炙甘草6g	生姜9g
大枣6枚	炮附子5g		

功用：扶阳解表，调和营卫。

主治：表阳虚弱，卫外不固，汗出受风，小便难，四肢微急难伸。

鉴辨

桂枝新加汤与桂枝加附子汤主治以素体阳气虚弱又外感风寒为基本病机。桂枝新加汤主治体虚合并外感，特别是当有表证和胃气虚症状时用此方。桂枝汤解表调和营卫，以扶正祛邪，故加人参益气和营。桂枝加附子汤主治年老体虚感冒或素体阳虚感冒多汗肢冷之表虚寒证，故桂枝汤解表调和营卫，附子温经扶阳，固表止汗，津液自复。

桂枝汤为外证得之解肌和营卫，内证得之化气调阴阳的方剂。在温里剂中，有小建中汤、黄芪建中汤、当归建中汤、当归四逆汤、当归四逆加吴茱萸生姜汤，方中都以桂枝汤全方为基础用方。

小建中汤（《伤寒论》）			
桂枝 9g	芍药 18g	炙甘草 6g	生姜 9g
大枣 6枚	饴糖 30g		

功用：温中补虚，和里缓急。

主治：中焦虚寒、脾胃不和证，腹中拘急疼痛，喜温喜按，神疲乏力，虚怯少气，或心中悸动，虚烦不宁，面色无华，或伴四肢酸楚，手足烦热，咽干口燥，舌淡苔白，脉细弦。

鉴辨

　　小建中汤是由桂枝加芍药汤重用饴糖组成，然其理法与桂枝汤有别。桂枝汤以桂枝为君，具有解肌发表，调和营卫之功，主治外感风寒表虚、营卫不和证；本方以饴糖为君，意在温中补虚，缓急止痛，主治中焦虚寒，虚劳里急证。

黄芪建中汤（《金匮要略》）			
桂枝9g	芍药18g	炙甘草6g	生姜9g
大枣6枚	饴糖30g	黄芪5g	

功用：温中补气，和里缓急。

主治：阴阳气血俱虚证，里急腹痛，喜温喜按，形体羸瘦，面色无华，心悸气短，自汗盗汗。

当归建中汤（《千金翼方》）			
桂枝9g	芍药18g	炙甘草6g	生姜9g
大枣6g	当归12g		

功用：温补气血，缓急止痛。

主治：产后虚羸不足，腹中隐痛不已，吸吸少气，或小腹拘急挛痛引腰背，不能饮食者。

鉴辨

　　小建中汤、黄芪建中汤、当归建中汤及大建中汤均属温中补虚之剂。但小建中汤以辛甘为主，佐以大量芍药，又有酸甘化阴之意，宜于中阳虚而营阴亦有不足之证；黄芪建中汤于小建中汤内加黄芪，以增益气建中之力，阳生阴长，诸虚不足之证自除；当归建中汤治产后虚羸，以产后百脉空虚故，加苦辛甘温、补血和血之当归。两方若与小建中汤相比较，则小建中汤虽阴阳俱补，但以温阳为主；黄芪建中汤则侧重于甘温益气；当归建中汤则偏重于和血止痛。

当归四逆汤（《伤寒论》）			
桂枝9g	芍药9g	炙甘草6g	大枣8枚
当归12g	通草6g	细辛3g	

功用：温经散寒，养血通脉。
主治：血虚寒厥证，手足厥寒，或腰、腿、足、肩臂疼痛，口不渴，舌淡苔白，脉沉细或细而欲绝。

当归四逆加吴茱萸生姜汤（《伤寒论》）			
桂枝9g	芍药9g	炙甘草6g	生姜12g

大枣8枚	当归12g	吴茱萸9g	通草6g

细辛3g

功用：温经散寒，养血通脉。

主治：血虚寒凝，手足厥冷，兼寒邪在胃，呕吐腹痛等，舌淡苔白，脉细欲绝，或兼见头顶痛，干呕、吐涎者。

鉴辨

当归四逆汤和当归四逆加吴茱萸生姜汤、黄芪桂枝五物汤均属于温中散寒剂。

当归四逆汤系桂枝汤去生姜加用大枣加当归、通草、细辛。方中当归甘温，养血和血，桂枝辛温，温经散寒，温通血脉，为君药；细辛温经散寒，助桂枝温通血脉；芍药养血和营，助当归补益营血，共为臣药；通草通经脉，以畅血行，大枣、甘草益气健脾养血为佐药；重用大枣，既合当归、芍药以补营血，又防细辛、桂枝燥烈太过，伤及阴血；甘草兼调药性而为使药。全方共奏温经散寒、养血通脉之效。本方的配伍特点是温阳与散寒并用，养血与通脉兼施，温而不燥、补而不滞。

当归四逆加吴茱萸生姜汤是由当归四逆汤演化而来。当归四逆汤主治血虚受寒、寒凝经脉的手足逆冷及疼痛证；若在当归四逆汤证基础上见呕吐、腹痛者，乃寒邪在胃，宜使用当归四逆加吴茱萸生姜汤。

不全方类

在桂枝剂当中，有部分方剂中虽含有桂枝汤之意，但用其方不全，方中去掉芍药或生姜、大枣、甘草。

黄芪桂枝五物汤（《金匮要略》）			
桂枝 9g	芍药 9g	生姜 18g	大枣 4 枚
黄芪 9g			

功用：益气温经，和血通痹。
主治：血痹，肌肤麻木不仁，脉微涩而紧。

鉴辨

黄芪桂枝五物汤为桂枝汤去炙甘草加黄芪而成，主治素体虚弱，微受风邪，邪滞血脉，凝涩不通致肌肤麻木不仁之血痹。此方与桂枝加黄芪汤只有一味之差，前者有甘草，后者无甘草而重用生姜，前者重在调和营卫，后者在于和血通痹。

桂枝去芍药汤（《伤寒论》）			
桂枝 9g	炙甘草 6g	生姜 9g	大枣 6 枚

功用：解肌祛风，去阴通阳。

主治：表证不解，胸阳不振。

鉴辨

桂枝去芍药汤即桂枝汤去芍药，方中桂枝、生姜辛温解表通阳，甘草、大枣和中。芍药阴柔，有碍通阳气，故去而不用。本方证辛温散寒，乃仲景的救误之方，本方证多见感冒发热后，在表的症状消除后有胸满不适者。

桂枝去芍药加附子汤（《伤寒论》）

桂枝9g	炙甘草6g	生姜9g	大枣6枚
炮附子3g			

功用：解肌祛风，温经复阳。

主治：表证不解，损伤胸阳。

鉴辨

桂枝去芍药加附子汤，方中桂枝解肌通阳，振奋胸阳；加附子之意在于温经复阳，与桂枝配伍，温补心阳，以防亡阳之变。

本方系仲景方桂枝汤中去芍药，外通阳气以解表邪，更加附子则温经复阳，这一加一减遂成上方，正如柯韵伯曰："此下后脉促而不汗出，胸满而不喘，非阳盛也，是寒邪内结，将作结胸之症。桂枝汤阳中有阴，去芍药之酸寒，则阴气流行，而邪自不结，即扶阳之剂矣。若微恶寒，则阴气凝聚，恐姜、桂之力不能散，必加附子之辛热为纯阳之剂矣。"

桂枝去芍药加蜀漆牡蛎龙骨救逆汤（《伤寒论》）

桂枝9g	炙甘草6g	生姜9g	大枣6枚
牡蛎15g	龙骨9g	蜀漆9g	

功用：补益心阳，镇惊安神。

主治：心阳虚证，惊狂，卧床不安，心惊胆怯。

鉴辨

桂枝去芍药加蜀漆牡蛎龙骨救逆汤系由桂枝汤加减而成，因用于治疗心阳虚证，故取桂枝配甘草为主药以复心阳之虚。此方去芍药是因芍药为阴柔之品，有碍心阳之恢复。生姜、大枣补益中焦而调和营卫，且能助桂枝、甘草以温运阳气；心阳既虚，常有浊痰而扰神明，故加蜀漆（常山的嫩枝叶）以涤痰，龙骨、牡蛎镇敛以安定心神。因本方证属火劫之逆而为病，故方名"救逆汤"。

本方证发生惊狂，张仲景认为是因火邪逼迫，心神耗散以致惊狂不安。《素问·至真要大论》说"诸躁狂越，皆属于火"，《难经·二十难》说"重阳者狂"，表明《内经》《难经》都认为心阳虚衰、心阳浮越也可引起惊狂之证。

桂枝去芍药加麻黄细辛附子汤（《金匮要略》）

桂枝9g	炙甘草6g	生姜9g	大枣3枚
麻黄6g	细辛6g	炮附子6g	

功用：温阳化水。

主治：阳虚，胸中大气不足，阴寒凝滞，水饮不消结胸下。

鉴辨

桂枝去芍药加麻黄细辛附子汤即桂枝汤去芍药加麻黄细辛附子汤。方中重用桂枝温补心阳，生姜、大枣调营卫，补气血；麻黄细辛附子汤温补肾阳化饮。本方主治心阳不足，阴寒凝滞，水饮停留。

综观以上四方，均有心阳不足之证，且有表证不解，故都选用桂枝温通心阳，方中去芍药是因芍药为阴柔之品，有碍通阳气之弊。但心阳虚程度有别，为防亡阳之变，故加用附子而成桂枝去芍药加附子汤。若患者出现惊狂之症，此乃火热扰神所致，故加用龙骨、牡蛎镇敛安神，蜀漆开泄痰结，祛胸中痰饮而宽心阳。桂枝去芍药加麻黄细辛附子汤则以温阳化水为主，故重用桂枝，合用麻黄细辛附子汤。

在桂枝剂中，还有只取桂枝和甘草的桂枝甘草汤、桂枝人参汤、桂枝甘草龙骨牡蛎汤。

桂枝甘草汤（《伤寒论》）

桂枝12g　　　炙甘草6g

- -

功用：补益心阳。

主治：发汗过多，损伤心阳，而致心悸，体倦无力，少气懒言，舌苔黄白，舌质淡嫩。

证辨

桂枝甘草汤，方中桂枝辛甘通阳，入心助阳；炙甘草甘温，益气和中。二药为伍，辛甘化阳，使人阳复则心悸可愈。本方为补益心阳之主方，药味专捷，而患者又顿服，故其疗效为著。本方所致的心悸为心阳虚所致，心阳虚心悸的特点是患者双手交叉按其心上，如仲景所言"心下悸，欲得按者"，中医认为"喜热为虚，拒按为实"，今望其喜热之象，则心阳虚一目了然，而无复可疑。本汤证妙在药味专捷，又要一次服完，则药力单一，而直达病所，发挥疗效。

桂枝甘草龙骨牡蛎汤（《伤寒论》）			
桂枝 3g	炙甘草 6g	牡蛎 6g	龙骨 6g

功用：补益心阳，镇潜安神。

主治：心阳虚损，烦躁不安。

证辨

桂枝甘草龙骨牡蛎汤中桂枝、甘草补益心阳，龙骨、牡蛎重镇收涩，潜敛心神以治烦躁。本方证以心阳不足，心神不敛为主要病机，《伤寒论》言此证因火逆烧针所致，但不应拘泥于此因，而当以心阳浮越之病机为要。

鉴辨

桂枝去芍药加蜀漆牡蛎龙骨救逆汤可看作由桂枝甘草龙骨牡蛎汤加味而成。二方均治心阳虚损证，但前者加入了生姜、大枣和蜀漆，治疗心阳虚损坏证。

桂枝人参汤（《伤寒论》）			
桂枝 12g	炙甘草 12g	人参 9g	白术 9g
干姜 9g			

功用：温阳健脾，解表散寒。

主治：脾胃虚寒复感风寒表证，恶寒发热，头身疼痛，腹痛下利便溏，口不渴，舌淡苔白滑，脉浮虚。

证辨

桂枝人参汤系为理中汤加桂枝而成，方中以理中汤温中散寒止利。本方证因身体阳气不足或感冒风寒，或感冒发热期间过度疲劳而见。内外皆寒，内有脾胃虚寒，外有表寒外来，理中汤温补脾胃，桂枝散寒解表，内补外散，寒邪尽去。张仲景先师认为本证以里寒为重，故先煮理中汤，以温中实脾，性味欲其醇厚；桂枝辛温解表，多煮则辛味尽散，不利于解散表邪，故后下。附子理中丸、桂枝人参汤均在理中丸的基础上加味而成。其中附子理中丸是在理中丸的基础上加大辛大热之附子，其温中散寒之力更强，且能温肾，适用于脾胃虚寒之重证。桂枝人参汤即理中丸（人参汤）加桂枝，温阳健脾兼解表寒，表里同治，适用于脾胃虚寒而外兼风寒表证者。

鉴辨

综观以上三方，前两个方证以心阳虚为要，故用桂枝甘草汤补益心阳，欲镇潜安神以除烦躁不安，则加龙骨、牡蛎。桂枝人参汤则以理中汤为主，加用桂枝运用于内外皆寒而以里寒为主，故以理中汤温中散寒，此方妙在加桂枝而后下，以防辛味散尽，不利解表。

以桂枝冠名的方剂，《金匮要略》中还有三首，即桂枝芍药知母汤、桂枝生姜枳实汤和桂枝救逆汤。桂枝救逆汤即《伤寒论》中的桂枝去芍药加蜀漆龙骨牡蛎救逆汤。

桂枝芍药知母汤（《金匮要略》）

桂枝 12g	芍药 9g	炙甘草 6g	生姜 15g
麻黄 6g	附子 6g	白术 15g	防风 12g
知母 12g			

功用：温阳利水，生津。

主治：诸肢节疼痛，身体尪羸，脚肿如脱，头眩短气，温温欲吐。

证辨

桂枝芍药知母汤系桂枝汤去大枣加麻黄、附子、白术、防风、知母而成。方中桂枝、附子、麻黄、防风、芍药活血运，利小便，除水湿；白术健脾利湿，生姜助肾阳除水湿；知母行水逆利水运，清热补津，以防利水伤阴；炙甘草甘温，补津，调和诸药。诸药合用，使水运、血运畅通，水浊由汗出或小便出，关节得温、肌肉得养则病除。

桂枝9g　　　　生姜9g　　　　枳实9g

功用：温阳散痞，化痰止呕。

主治：痰阻胸脘，水饮上逆，呕逆，脘痞。

鉴辨

桂枝生姜枳实汤由三味药组成，主治"心中痞"，方中桂枝降逆下气温阳，以降冲逆；生姜降逆下气，化痰去水；枳实降气消痞以止心痛。总之，本方针对痰、寒、气病邪上冲所致心中痛而设。

柴胡剂的加减拓展系列方

柴胡是一味解表退热、疏肝解郁、升举阳气的发散风热药。以柴胡冠名的方剂较多，其中以小柴胡汤最为著名，是中医名方之一，由小柴胡汤演化或拓展而成的方剂很多，这里选了常用的19首。柴胡剂可分5类：一为小柴胡类，二为大柴胡类，三为四逆散类，四为逍遥散类，五为泻心汤类。

柴胡剂
- 小柴胡类：小柴胡汤、柴胡桂枝汤、柴平汤、柴胡芒硝汤
- 大柴胡类：大柴胡汤、柴胡枳桔汤、柴胡加龙骨牡蛎汤、柴胡陷胸汤、清脾饮、柴胡去半夏加栝楼汤
- 四逆散类：四逆散、柴胡疏肝散、柴胡桂枝干姜汤
- 逍遥散类：逍遥散、加味逍遥散、黑逍遥散
- 泻心汤类：半夏泻心汤、生姜泻心汤、甘草泻心汤、黄连汤

小柴胡类

小柴胡汤是中医名方之一，属于和解剂。由小柴胡汤衍化而来的方子较多，四逆散和几个泻心汤均由此方变化而生。其中小柴胡汤、柴胡桂枝汤、柴胡枳桔汤、柴平汤中都有完整的小柴胡汤的药物组成。

小柴胡汤 (《伤寒论》)			
柴胡 24g	半夏 9g	人参 9g	黄芩 9g
炙甘草 9g	大枣 4 枚	生姜 9g	

功用：和解少阳。

主治：伤寒少阳证，寒热往来，胸胁苦满，默默不欲饮食，心烦喜呕，口苦咽干，目眩，舌红苔白，脉弦；或热入血室证，妇人伤寒，经水适断，寒热发作有时；或黄疸、疟疾等疾病。

证辨

1.小柴胡汤为中医名方之一，系治疗伤寒少阳证的基础方，又是和解少阳法的代表方。临床应用以往来寒热、胸胁苦满、默默不欲饮食、心烦喜呕、口苦、咽干、目眩、苔白、脉弦为辨证要点。临床上，只要抓住前四者中的一二，便可使用本方治疗，不必待其证候悉具。正如《伤寒论》所说："伤寒中风，有柴胡证，但见一证便是，不必悉具。"小柴胡汤是临床上应用极为广泛的方剂，其所主治症状较多，但有医者认为，必须有"胸胁苦满"一症，其他症有或无均可。

2.口苦、咽干、目眩是少阳提纲证的主症，这是因为少阳相火郁而化热，故口苦咽干，上犯清窍而目眩。少阳经循行于胸胁之间，气不得疏泄，所以胸胁苦满，胀而不痛。心烦喜呕，默默不欲饮食，是由于经气不利，郁而化火上扰，犯胃熏心，导致心烦、胃里难受，默默不欲饮食。少阳证不欲饮食是阳证，与心烦相伴，呕之后，阳气通，胆经郁气则得舒。

3.寒热往来亦属一主症，一般包括时而畏风发冷、时而自觉烦热的自觉的寒热交替感觉，或半身热、半身冷，或心胸烦热而四肢冰凉，或覆被则烦躁发热、似汗非汗而去被则寒冷刺骨、肌肤粟起等。

方辨

小柴胡汤方中，柴胡苦平，入肝胆经，透泄少阳之邪，并能疏泄气机之郁滞，使少阳半表之邪得以疏散，故为君药；方中黄芩苦寒，清泄少阳半里之热，则为臣药。柴胡升散，黄芩降泄，两者配伍，是和解少阳的基本结构。方证中有胆气郁滞，胃失和降，故佐以半夏、生姜和胃降逆止呕；因邪从太阳传入少阳，缘于正气本虚，故用人参、大枣益气健脾，一者取其扶正以祛邪，一者取其益气以御邪内传，俾正气旺盛，则邪无内陷之机。炙甘草助人参、大枣扶正，且能调和诸药，为使药。诸药合用，以和解少阳为主，兼降胃气，使邪气得解，枢机得利，胃气调和，则诸症悉解，此方配伍精妙，结构严谨。

临辨

若胸中烦而不呕，为热聚于胸，去半夏、人参，加瓜蒌清热理气宽胸；渴者是热伤津停，去半夏，加天花粉生津止渴；腹中痛是肝气乘脾，宜去黄芩，加赤芍柔肝缓急止痛；胁下痞硬，是气滞痰郁，去大枣加牡蛎软坚散结；心下悸，小便不利是水气凌心，宜去黄芩，加茯苓利水宁心；不渴，外有微热，是表邪仍在，宜去人参加桂枝解表；咳者，是素有肺寒留饮，宜去人参、大枣、生姜，加五味子、干姜温肺止咳。

柴胡桂枝汤（《伤寒论》）			
柴胡 12g	半夏 4.5g	人参 4.5g	黄芩 4.5g
炙甘草 3g	生姜 4.5g	大枣 3 枚	桂枝 4.5g
芍药 4.5g			

功用：和解少阳，兼以解表。

主治：少阳气郁兼有表邪，发热微恶寒，肢节烦痛，微呕，心下支结。

方辨

柴胡桂枝汤即取小柴胡汤、桂枝汤各一半用量合剂而成。方中桂枝汤调和营卫，解肌散邪，以治太阳之表；小柴胡汤和解少阳、宣展气机，以治半表半里。本方当为太阳少阳合病之轻剂，但在临床使用时，患者症状当以表热症状为主。

柴平汤（《景岳全书》）			
柴胡12g	半夏4.5g	人参4.5g	黄芩4.5g
炙甘草3g	生姜4.5g	大枣3枚	陈皮4.5g
苍术4.5g	厚朴4.5g		

功用：和解少阳，祛湿和胃。

主治：湿疟，一身尽痛，手足沉重，寒多热少，脉滑。

方辨

柴平汤即小柴胡汤与平胃散合方，方中小柴胡汤和解少阳，平胃散祛湿和胃，二方合剂，用于治疗素多痰湿，复感外邪，痰湿阻于少阳之湿疟。

柴胡加芒硝汤（《伤寒论》）			
柴胡8g	半夏5g	人参3g	黄芩3g
炙甘草3g	生姜3g	大枣2枚	芒硝6g

方辨

柴胡加芒硝汤即用小柴胡汤和解少阳，加芒硝泄热祛实，软坚通便，用量较轻，为和解少阳枢机兼以通下实热之轻剂。

鉴辨

以上四方，均包含完整的小柴胡汤，均能和解少阳。但小柴胡汤适用于少阳证；而柴胡桂枝汤适用于少阳证兼有太阳表证，用小柴胡汤、桂枝汤各半量合方，属于太少表里合病之轻剂；柴胡加芒硝汤用量更轻，用于少阳证兼大便实之轻证，与大柴胡汤和解少阳、通下里实之功有别；而柴平汤治疗痰湿兼有外邪之证。

● 大柴胡类

大柴胡汤（《伤寒论》）			
柴胡 15g	半夏 9g	黄芩 9g	生姜 15g
大枣 4 枚	芍药 9g	枳实 9g	大黄 6g

功用：和解少阳，内泻实热。

主治：少阳阳明合病，往来寒热，胸胁苦满，呕不止，郁郁微烦，心下痞硬或心下满痛，大便不解或协热下利，舌苔黄，脉弦数有力。

证辨

本方证见往来寒热，胸胁苦满，表明病变部位仍未离少阳；呕不止与郁郁微烦，则较小柴胡汤证之心烦喜呕为重，再与心下痞硬或满痛、便秘或下利、舌苔黄、脉弦数有力等合参，说明病邪已经进入阳明，有化热成实的热结之象。故方中选用大黄、枳实泻阳明腑实，用小柴胡剂和解少阳。总之，本方既不悖于少阳禁下的原则，又可和解少阳，内泻热结，并调和脾胃，可谓一举两得。

鉴辨

大柴胡汤系小柴胡汤去人参、炙甘草，加大黄、枳实、芍药而成。亦是小柴胡汤与小承气汤两方加减而成，是和解与泻下并用的方剂。小柴胡汤为治疗伤寒少阳证的主方，若兼阳明腑实，则去补益胃气的人参、甘草，加大黄、枳实、芍药以治疗阳明热结之证。因此，本方主治少阳阳明合病，仍以少阳为主。

柴胡枳桔汤（《通俗伤寒论》）			
柴胡3～4.5g	姜半夏4.5g	青子芩3～4.5g	生姜3g
枳壳4.5g	桔梗3g	新会陈皮4.5g	雨前茶3g

功用：和解少阳，畅利胸膈。

主治：邪踞少阳，偏于半表证，往来寒热，两头角痛，耳聋目眩，胸胁满痛，舌苔白滑，脉右弦滑、左弦而浮大。

方辨

1.柴胡枳桔汤系小柴胡汤去人参、甘草、大枣加枳壳、桔梗、陈皮、雨前茶而成。本方去人参、甘草、大枣意在说明此三味药并非少阳必用之品。

2.原书谓"邪郁腠理，逆于上焦，少阳经病偏于半表证也，法当和解兼表，柴胡枳桔汤主之"。证既偏于半表，治宜促邪外透为宜，故加枳壳、桔梗升降之对药和陈皮畅胸膈之气以升发上焦。去枣留姜，亦是用其辛散之功，助柴胡透邪；雨前茶清热降火，利水祛痰，助黄芩清泻邪热。如此配合，使少阳经证偏于半表者，得外透而解，升降复而三焦通畅，自然诸症悉除。

柴胡加龙骨牡蛎汤（《伤寒论》）			
柴胡12g	半夏4.5g	黄芩4.5g	生姜4.5g

| 人参 4.5g | 大枣 3 枚 | 龙骨 4.5g | 牡蛎 4.5g |
| 桂枝 4.5g | 茯苓 4.5g | 大黄 6g | 铅丹 4.5g |

功用：和解少阳，透阳清热，重镇安神。

主治：病入少阳，邪气弥漫，心神扰动，胸满烦惊，小便不利，谵语，一身尽重，不可转侧。

方辨

1.柴胡加龙骨牡蛎汤系小柴胡汤去人参、炙甘草加龙骨、牡蛎、桂枝、茯苓、大黄、铅丹而成。

2.因本方证为病入少阳，故用小柴胡汤和解少阳，以解枢机、扶正祛邪，加桂枝透阳解表，大黄泄热清里；龙骨、牡蛎、铅丹（可用生铁落代替）重镇安神，茯苓（可用茯神）宁心安神，并可通利小便。因邪热弥漫全身，故去甘草之缓以专除热之力，使表里错杂之邪得以速解。

鉴辨

本方证见"烦惊、谵语"、胸胁苦满、脐下动悸之表现，故介于大小柴胡汤证之间。胸胁苦满，脐下动悸，烦惊，焦虑易怒，狂乱痉挛，小便不利，大便秘结，一身尽重，皆因气逆上冲之故。

柴胡去半夏加瓜蒌汤 (《金匮要略》)			
柴胡24g	人参9g	黄芩9g	炙甘草9g
生姜6g	大枣4枚	天花粉12g	

功用：和解少阳，治疟。

主治：疟病发渴，劳疟。

证辨

柴胡去半夏加栝楼汤系小柴胡汤去半夏加天花粉（栝楼根）而成，是治疗疟病的主方。因本方证以寒热往来为主症，脉弦为主脉，病在半表半里为主，故用小柴胡汤治之。疟病有发热，热邪伤阴而渴欲饮水，所以去辛燥之半夏，加天花粉养阴生津。

清脾饮 (《济生方》)			
柴胡5g	半夏5g	黄芩5g	炙甘草5g
草果5g	白术5g	茯苓5g	厚朴5g
青皮5g	生姜5g		

功用：燥湿化痰，泄热清脾。

主治：疟疾，热多寒少，口苦咽干，小便赤涩，脉弦数。

方辨

　　清脾饮系小柴胡汤去人参、大枣，加茯苓、白术、厚朴、青皮而成，也是治疗疟病的一首良方，柴胡达原饮即由此方加减变化而成。由于本证热多寒少，口苦咽干，故用小柴胡汤和解之。但是由于痰湿阻于膜原，而以茯苓、白术、厚朴、青皮治疗痰湿阻于膜原。

柴胡陷胸汤（《重订通俗伤寒论》）

柴胡3g	半夏9g	黄芩4.5g	生姜汁4滴
瓜蒌仁15g	黄连2.5g	桔梗3g	枳实4.5g

功用：和解清热，涤痰宽胸。

主治：邪陷少阳，痰热结胸证，寒热往来，胸胁痞满，按之疼痛，呕恶不食，口苦且黏，苔黄腻，脉弦滑数。

方辨

　　1.柴胡陷胸汤系小柴胡汤去人参、炙甘草、大枣，加瓜蒌仁、黄连、枳实、桔梗而成，亦是小柴胡汤合小陷胸汤加减变化而成。

　　2.本方证以邪陷少阳，痰热结胸，见胸胁痞满，寒热往来，呕恶不食为主症，故用小柴胡汤和解而治之；又因痰热结胸，胸膈痞满而痛，故以小陷胸汤清热化痰；以枳实和桔梗升降之功，宣畅胸中气机；去人参、炙甘草和大枣补益之品，以防气郁之弊。方证明确，用此方治之，诸症皆除。

四逆散类

还有一些方子，冠以柴胡之名，而与小柴胡汤方相差较远，但仍属于和解剂，故一并述之。

四逆散（《伤寒论》）			
柴胡 6g	炙甘草 6g	枳实 6g	芍药 6g

功用：透邪解郁，疏肝理脾。

主治：阳郁厥逆证，手足不温，或腹痛，或泻利下重，脉弦；亦治肝脾气郁证，胸胁胀闷，脘腹疼痛，脉弦。

证辨

本方证主要为邪热内陷，传入阴经，阳气郁阻，不能达于四肢，而见四肢逆冷之症，故名"四逆"。由于其能疏散传入阴经之热邪，故有"木郁达之"之意。至于胸胁苦满之证，比大柴胡汤证略虚，较小柴胡汤证稍实，位于二者之间。

方辨

方中遵从《素问·至真要大论》治疗热淫之法"佐以甘苦，以酸收之，以苦发之"之精神，用枳实之苦泻里热，以甘草之甘缓逆气，以白芍之酸收阴气，以柴胡之苦发散郁结之热邪，透达表热。全方以甘苦酸平之品，表里交治，和合阴阳，使阳气敷布于四末，而愈四逆。但是必须说明，本方证厥逆与四逆汤之厥逆大有不同。四逆散证之手足四逆不温，扪之不凉；而四逆汤之厥逆，为手足寒冷，而且冷至膝肘以上。

柴胡疏肝散（《证治准绳》）			
柴胡6g	白芍4.5g	陈皮6g	枳壳4.5g
香附4.5g	川芎4.5g	炙甘草1.5g	

功用：疏肝行气，活血止痛。
主治：肝气郁滞证，胁肋疼痛，胸闷喜太息，情志抑郁易怒，或嗳气脘腹胀满，脉弦。

鉴辨

柴胡疏肝散有疏肝行气，和血止痛之功，治疗胁肋疼痛。本方由四逆散加陈皮、香附、川芎组成，方证以疼痛为主，因肝气不疏，肝气郁结，气不顺畅，血亦不和之故。四逆散疏肝理脾，陈皮、川芎、香附增强疏肝行气之效。服本方后肝气条达，血脉通畅，痛止而诸症除。

柴胡桂枝干姜汤（《伤寒论》）			
柴胡24g	桂枝9g	干姜6g	天花粉12g
黄芩9g	炙甘草6g	牡蛎6g	

功用：和解少阳，温化水饮。

主治：少阳病兼水饮内结证，胸胁苦满，往来寒热，食欲不振，小便不利，渴而不呕。

方辨

本方能温寒通阳，散结化饮，疏利肝胆之气，兼治背痛、腹痛、腹胀、胁痛、小腹痛胀、小便不利。仲景先师柴胡剂群中，唯本方证最为难以理解。刘渡舟老中医认为：胆热脾寒而出现阴证机转为契机，既有少阳热象，又见太阴寒证；而本方有小柴胡汤和理中汤合方之意，而与大柴胡汤遥相对应，一治实热，一治虚寒。张仲景为少阳病横逆脾胃之时，而分为寒热两途，立虚实两治之法。体现了"一分为二"的精神。

证辨

本方证由小柴胡汤加减变化而成；方中柴胡与黄芩同用，能和解少阳之邪；天花粉、牡蛎能透饮散结；桂枝、干姜、炙甘草能振奋中阳，温化寒饮，因不呕故去半夏、生姜；因水饮内结，故去人参、大枣之甘温壅补。此是和解少阳，疏利枢机，温化寒饮之剂。故初服则正邪相争，而见微烦；更服阳气通，故汗出便愈。

○ 逍遥散类

在柴胡剂系列方剂中，还有三首方，即大家所熟悉的逍遥散、加味逍遥散和黑逍遥散。

逍遥散（《太平惠民和剂局方》）			
柴胡 9g	当归 9g	白术 9g	白芍 9g
茯苓 9g	炙甘草 4.5g	烧生姜 6g	薄荷 1～2g

功用：疏肝解郁，养血健脾。
主治：肝郁血虚脾弱证，两胁作胀，头痛目眩，口燥咽干，神疲食少，或月经不调，乳房胀痛，脉弦而虚。

证辨

逍遥散是中医名方之一，主治肝郁、血虚、脾弱证，从而具有从三个方面调整脏腑功能的特点，所治的是由于其相互之间的关系失调所产生的病症。这个方剂，临床运用较多，妇科、肝病都用。从其症状来看，胁痛、头痛、目眩、口燥咽干、月经不调、乳房胀痛是肝郁，但并非都由肝郁一个因素产生，而是包括了血虚，所以出现月经不调、肝郁化火；从神疲食少分析，有气血不足和脾虚之证。

方辨

本方是为肝郁、血虚、脾弱而设的。方中柴胡疏肝解郁，使肝气得以条达；当归甘辛苦温，养血活血；白芍酸苦养血敛阴、柔肝缓急；当归、白芍与柴胡同用，补肝体而助肝用，使血和则肝和，血充则肝柔；木郁不达致脾虚不运，故以白术、茯苓、甘草健脾益气，既能实土以御木侮，且能使营血生化有源。薄荷少许，以协助柴胡疏散郁遏之气，透达肝经郁热；烧生姜温透和中，且能辛散达郁；甘草调和诸药。诸药合用，使肝郁得舒，血虚得养，脾弱得复，气血兼顾，肝脾同调，立法周全，组方严谨，故为调肝养血之名方。关于哪味药是君药，则要因证而定。肝郁者，柴胡为君；血虚者，当归、白芍为君；脾弱者，白术为君。至于薄荷少许，原方在煎服法中出现，每剂只用1～2g就可以了，多用无益，因其属于辛凉解表药，在此方中只用以协助柴胡疏散郁遏之肝气。

加味逍遥散（《内科摘要》）

柴胡 6g	当归 6g	白芍 6g	炒白术 6g
茯苓 6g	牡丹皮 3g	炒栀子 3g	炙甘草 3g

功用：养血健脾，疏肝清热。

主治：肝郁血虚、内有郁热证，潮热晡热，躁烦易怒，或自汗盗汗，或头痛目涩，或颊赤口干，或月经不调，少腹胀痛，或小便涩痛，舌红苔薄黄，脉弦虚数。

方辨

1.加味逍遥散是在逍遥散的基础上，加牡丹皮、栀子，再去掉薄荷和生姜而成，故又名丹栀逍遥散。

2.本方证因肝郁血虚日久，生热化火，此时逍遥散已不足以平其火热，故加牡丹皮清血中伏火，炒山栀清肝热并导热下行。临床上，多用于肝郁血虚有热所致的月经不调、经量过多、日久不止以及经期吐衄。

黑逍遥散（《医略六书·女科指要》）

醋柴胡 6g	当归 6g	白芍 6g	炒白术 6g

茯苓6g	生地黄（或熟地黄）6g

功用：疏肝健脾，养血调经。

主治：肝脾血虚证，临经腹痛，脉弦虚。

方辨

黑逍遥散是在逍遥散的基础上，加地黄而成，治疗逍遥散证而血虚较甚者。若血虚有热者，宜用生地黄；血虚无热者，用熟地黄。

⬤ 泻心汤类

《伤寒论·辨太阳病脉证并治》中，有5个泻心汤，其中有3个与小柴胡汤是有关联的，虽然不属于柴胡剂，但也是和解剂，其方也是由小柴胡汤加减而来，故一并述之。

半夏泻心汤（《伤寒论》）			
半夏12g	人参9g	黄芩9g	黄连3g
干姜9g	炙甘草9g	大枣4枚	

功用：寒热并调，消痞散结。

主治：寒热错杂之痞证，心下痞，但满而不痛，或呕吐，肠鸣下利，舌苔腻而微黄。

证辨

1.本方所治之痞，是小柴胡汤证误行泻下，损伤中阳，少阳邪热乘虚内陷，以致寒热错杂，而成心下痞。

2.本方证有三个特点：第一，中焦胃脘痞塞不通，上下不能交泰，因为脾胃居中焦，为阴阳升降之枢纽，今中气虚弱，寒热错杂，遂成痞证；第二，脾为阴脏，其气主升，胃为阳腑，其气主降，中气既伤，升降失常，故上见呕吐，在下肠鸣下利；第三，本方病机较为复杂，既有寒热错杂，又有虚实相兼，以致中焦失和，升降失常，当调其寒热，益气和胃，散结除痞。

方辨

本方即小柴胡汤去柴胡、生姜，加黄连、干姜而成。因无表证，故去解表之柴胡、生姜。本方证因寒热错杂而成，故以寒热平调之黄连、干姜，变和解少阳之剂而为调和肠胃之剂。方中半夏辛温为君，能散结除痞，又苦能降逆止呕；干姜辛热，以温中散寒；黄连、黄芩苦寒，泄热除痞。以上四味相伍，具有寒热平调，辛开苦降之用。然寒热错杂，又源于中焦虚弱失运，故方中以人参、大枣、甘草甘温益气，以补脾虚。甘草又能和中，调和诸药。综观全方，寒热互用以和其阴阳，苦辛并进以调其升降，补泻兼施以顾其虚实，是为本方的配伍特点。寒去热清，升降复常，则痞满可除，呕利自愈。后世诸医师其法，广泛用于中焦寒热错杂、升降失调所致诸症。

鉴辨

1.本方在小柴胡汤的基础上，把生姜、柴胡换为干姜、黄连；又把半夏由9g加到12g，作为主药，这也是方名的由来。

2.另外小柴胡汤用的是生姜，本方用干姜。干姜与生姜都有辛散作用，但各有强弱，生姜更能散，干姜更能燥。干姜是脾经的药，适用于腹中寒冷，肠鸣下利；生姜主要是肺经的药，是辛散的药。所以本方用干姜而不用生姜。

生姜泻心汤（《伤寒论》）			
生姜12g	炙甘草9g	人参9g	干姜3g
黄芩9g	半夏9g	黄连3g	大枣4枚

功用：和胃消痞，宣散水气。

主治：水热互结痞证，心下痞硬，干噫食臭，腹中雷鸣下利。

方辨

生姜泻心汤即半夏泻心汤减干姜，加生姜而成。方中重用生姜，取其和胃降逆，宣散水气而消痞满，配合辛开苦降、补益脾胃之品，故用于水热互结中焦，脾胃升降失调的痞证。

鉴辨

生姜泻心汤减少了干姜的用量，而重用生姜，取其和胃降逆，宣散水气而治胃痞病。本证与半夏泻心汤相比，主要有两个突出症状：一，不是肠鸣而是腹中雷鸣，说明寒邪更甚，而且里面有水，还存在有形的东西，即痰饮或者说是水气；二，不是干呕或呕吐而是干噫食臭，说明有宿食。半夏泻心汤证的呕属于胃气上逆，生姜是呕家圣药。而本方中，温胃用生姜，温脾用干姜，一个是胃药，一个是脾药，两者并用，生姜用量大于干姜，因为生姜既能温胃，又能散水，需要重用。

甘草泻心汤（《伤寒论》）			
炙甘草12g	黄芩9g	人参9g	干姜9g
黄连3g	半夏9g	大枣4枚	

功用：和胃补中，降逆消痞。

主治：胃气虚弱痞证，下利日数十行，完谷不化，腹中雷鸣，心下痞硬而满，干呕，心烦不得安。

方辨

甘草泻心汤即半夏泻心汤加重炙甘草用量而成。方中重用炙甘草，调中补虚，配合辛开苦降之品，故用于治疗胃气虚弱、寒热错杂所致的痞证。

鉴辨

甘草泻心汤是在半夏泻心汤中加量用了炙甘草（由9g加至12g）而成的，主症与半夏泻心汤和生姜泻心汤主症基本相似，但本方证特殊之处在于完谷不化，干呕心烦。下利水谷不化，说明中焦虚寒更甚；干呕心烦，说明胃气上逆，胃气虚更甚，同时说明，由于误治以后津液更伤，所以仍用泻心汤治疗，但须加重炙甘草的用量，加强了补气的作用。方中人参生津益阴，炙甘草益气。一说本方不必用人参，由此推断本方中人参要用补气生津的生晒参，而不是温热较强的红参；且本方证有心烦，而不用人参，也合于理。

黄连汤（《伤寒论》）			
黄连9g	炙甘草9g	干姜9g	桂枝9g
人参6g	半夏9g	大枣4枚	

功用：寒热并调，和胃降逆。

主治：上热下寒证，胸脘痞满，烦热，气逆欲呕，腹中痛，或肠鸣泄泻，舌苔白滑，脉弦。

方辨

黄连汤即半夏泻心汤重用黄连,去黄芩,加桂枝而成。本方证为上热下寒,上热则欲呕,下寒则腹痛,故用黄连清上热,干姜、桂枝温下寒,配合半夏和胃降逆,人参、甘草、大枣补虚缓急,全方寒热并用,补泻兼施,使寒散热清,上下调和,升降复常,则腹痛、呕吐自愈。

鉴辨

1.以上四首方剂,从其与小柴胡汤和解意义的联系来看,必须要了解心下痞的病因病机。患者素有痰饮,又有外邪入里,变成了痰热夹杂证,寒是本,热是标,热是外邪入里之标,寒是痰饮之本。与此同时,也可以认为邪为标,正为本,正虚邪实,寒热互结,升降失常。所以治疗时既要除实也要扶正,既要清热也要治痰。

2.同时也要注意到,以上诸方或药味有差,或药量有异,虽辛开苦降、寒热并调之主旨不变,而其主治各有侧重。正如王旭高所说:"半夏泻心汤治寒热交结之痞,故苦辛平等;生姜泻心汤治水与热结之痞,故重用生姜以散水气;甘草泻心汤治胃虚气结之痞,故加重甘草以补中气而痞自除。"至于黄连汤寒热并调,和胃降逆,则治上热下寒的腹痛欲呕之证。由此可见,方随法变,药因证异,遣药组方必先谨守病机,方能应手取效。

茯苓剂的加减思维系列方

在《方剂学》中,属于茯苓剂的方剂,绝大部分归类在利水渗湿剂，其中有些是以茯苓为首的方剂，也有的不是。现把茯苓剂整理归纳如下：

苓桂类：茯苓桂枝白术甘草汤、茯苓桂枝大枣甘草汤、茯苓桂枝五味甘草汤、茯苓甘草汤、茯苓泽泻汤

苓甘类：苓甘五味姜辛汤、苓甘五味姜辛半夏汤、苓甘五味加姜辛半夏杏仁汤、苓甘五味加姜辛半夏大黄汤、茯苓四逆汤

茯苓剂 ｜ 苓术类：肾着汤、真武汤、附子汤

五苓类：五苓散、四苓散、胃苓汤、茵陈五苓散、猪苓汤

其他：桂枝茯苓丸、茯苓丸、防己茯苓汤、茯苓杏仁甘草汤

苓桂类

茯苓桂枝白术甘草汤（苓桂术甘汤，《伤寒论》）			
茯苓12g	桂枝9g	白术6g	炙甘草6g

功用：温阳化饮，健脾利湿。

主治：中阳不足之痰饮，胸胁支满，目眩心悸，短气而咳，舌苔白滑，脉弦滑或沉紧。

证辨

本方为治疗中阳不足痰饮病的代表方，临床应用以胸胁支满、目眩心悸、舌苔白滑为辨证要点。本方所治痰饮乃中阳素虚、脾失健运、气化不利、水湿内停所致。脾主中州，职司气化，为气机升降之枢纽。若脾阳不足，健运失职，则湿滞而为痰为饮。痰饮随气机升降无处不到：停于胸胁，则见胸闷支满；阻滞中焦，

脾阳不升，则见头晕目眩；上凌心肺，则致心悸、短气而咳。

方辨

张仲景在《金匮要略》中言"病痰饮者，当以温药和之"，故本方治以温化痰饮、健脾利水，重用甘淡之茯苓健脾利水、渗湿化饮，既能消除已聚之痰饮，又能平饮邪上逆，故为君。桂枝温阳化气、平冲降逆，茯苓、桂枝相合，为温阳化气、利水平冲之常用组合。白术健脾燥湿，与茯苓相须，为健脾祛湿的常用组合，体现了治生痰之源以治本之意；与桂枝同用，也是温阳健脾的常用组合。以上两个组合充分说明此方之本意。炙甘草在此方中，可合桂枝以辛甘化阳，襄助温补中阳之力，也可合白术、茯苓温阳健脾以助化痰、淡渗利湿而平冲逆，全方温而不燥，补而不峻，标本兼顾，配伍严谨，为治痰饮之良剂。

鉴辨

本方与五苓散均为温阳化饮之常用方，二方均有桂枝、茯苓、白术。五苓散以泽泻为君，配茯苓、猪苓直达下焦利水渗湿为主，主治饮停下焦之头眩、脐下悸或吐涎沫等症。而苓桂术甘汤以茯苓为君，配桂枝温阳化饮为主，四药均入中焦脾胃，主治饮停中焦之胸胁支满、头眩、心下悸。此方药性温和、药少而精，兼顾气、血、水，治疗"水心病"，临床疗效显著。

茯苓桂枝甘草大枣汤（苓桂枣甘汤，《伤寒论》）			
茯苓30g	桂枝12g	炙甘草6g	大枣6枚

功用：温通心阳，化气行水。

主治：心阳虚弱，水气上犯证，脐下悸动，欲作奔豚，口干不欲饮，脉浮滑。

证辨

本方证以心下悸为主症，欲作奔豚，乃有水气上冲之势，直至心胸或咽喉，这是寒水之气上冲所致。心阳为阳中之太阳，而使水寒之流不能上越雷池一步，如心阳虚，不能消阴化物，水饮、寒气在心上之脉盘根错节地滋生。心阳与水寒，正邪相搏，为一时矛盾。心阳一虚，坐镇无权，使在下之"水气"从下而上，势不可挡，故欲作奔豚。

方辨

本方重在温通心阳、化气行水，故重用茯苓利水宁心以治水邪上逆，桂枝温心阳降逆。炙甘草温中补虚，大枣健脾养液，共奏培土制水与利水而不伤津之效。茯苓为方中主要药物，须先煎而力始胜，对利水更为有效。

鉴辨

苓桂术甘汤与苓桂枣甘汤均能温阳化饮，均有茯苓、桂枝、炙甘草，且都以大量茯苓为君，温阳化饮。前者用白术健脾燥湿，后者则去白术改用大枣健脾养津；前者健脾温中阳，后者温通心阳治奔豚。一味之差，效用有别。

茯苓甘草汤（苓桂姜甘汤，《伤寒论》）

茯苓6g　　　　桂枝6g　　　　炙甘草3g　　　　生姜9g

功用：温中化饮，通阳利水。

主治：水停中焦证，心悸不安，小便不利，呕吐稀痰，手足厥逆，发热恶寒，口不渴，舌淡，脉弦。

证辨

本方用以治疗太阳病发汗后胃阳被伤，中阳不足，津液不布。心阳不足，水停心下则心下悸动；饮留心下，胸阳被遏，不达四肢，则手足厥冷；水饮内停，气不化津，津液不布则口不渴；饮停中焦，气化不利则小便不利。

方辨

本方主治水停中焦，水饮不化，故选用茯苓健脾利水，桂枝通阳化气，生姜温中散饮，炙甘草补虚和中兼调诸药，共达温中化饮、通阳利水之效。

鉴辨

本方与五苓散均为温阳化饮之剂，方中均有茯苓、桂枝温阳化饮。而五苓散治膀胱蓄水证，故用猪苓、泽泻加强利水渗湿之效；而茯苓甘草汤是治胃脘水停之证，方中用生姜温中散饮。

茯苓桂枝五味甘草汤（苓桂味甘汤，《金匮要略》）

茯苓12g　　　　桂枝9g　　　　　五味子6g　　　　炙甘草6g

- -

功用：敛气平冲，通阳化饮，降逆缓急。

主治：心肾阳虚、水饮上冲证，手足厥逆，气从小腹上冲胸咽，面翕热如醉状，因复下流阴股，小便难。

证辨

本方证系下焦阳虚的支饮咳喘患者服小青龙汤导致的冲气上逆的变证。当用敛气平冲通阳化饮的苓桂味甘汤，以缓其急。而服用小青龙汤后多唾口渴，说明表邪虽退，但内因未消，尺脉微乃其表现。脾肾阳虚，阳气不能外达四末则见手足厥逆；中下二焦阳气虚失于温煦，血不濡养筋脉，手足之营卫运行迟滞，致表气虚，亦见麻木不仁之手足痹；冲脉起于下焦而夹肾脉上行，今肾阳虚，心阳不足，而阴寒水饮之气妄动，所以气从小腹上冲胸咽；阴盛于下而真阳不潜，格阳于上，故见其人"面翕热如醉状"；阴寒水饮上冲太甚，上于颠脑，故头冒目眩；肾气无权则不能制敛冲气，当冲气下降时则欲随气降，"因复下流阴股"，冲气仍有上冲趋势；肾阳虚不能化气行水而小便难。

方辨

本证因心肾阳气不足，外感不重，故不宜用小青龙汤治之，而选用苓桂味甘汤治疗。桂枝辛温通阳以化饮，炙甘草甘温以扶中缓冲，二药同伍，辛甘化阳以平冲气；茯苓健脾利饮，使水邪从小便出；五味子酸涩入肝，收敛散漫浮逆之阳气。全方合用，阳气温通，阴气和调，冲气得平。

鉴辨

本方与前苓桂诸方相比，虽都用茯苓、桂枝、炙甘草健脾通阳化饮降冲，但因本证有阴盛于下，格阳于上，故用五味子收敛散漫浮逆之阳气。

茯苓泽泻汤（《金匮要略》）			
茯苓24g	泽泻12g	炙甘草6g	桂枝6g
白术9g	生姜12g		

功用：利水止呕，佐以健脾。

主治：胃阳不振，水运不行，胃反，呕吐而渴，心下悸。

证辨

本方证病机系胃有停饮，中阳不运。水饮留滞中焦，脾失健运，胃失和降，水饮与食物随胃气上逆则吐。食入的水谷不能全部化津液以升腾上达，胃中虚燥，故"欲饮水"润燥，因渴而饮，更助饮邪，则愈吐愈饮，愈饮愈渴，胃中水饮不除则呕吐不止。

方辨

本方重在健脾和胃、利水化饮。本方即苓桂姜甘汤合泽泻汤，也是五苓散去猪苓加生姜、甘草而成。方中重用茯苓、泽泻利水行饮，白术健脾生津，系五苓散方义，不用猪苓是因为不想过于利水而伤阴。胃反系由脾气虚逆所致，故用生姜和胃止呕，炙甘草和脾胃。全方合用则中州健运，水饮散而呕吐为除。

鉴辨

茯苓泽泻汤证与五苓散证均见呕吐而渴的症状，两方均用泽泻、白术、桂枝、茯苓温化水饮。但茯苓泽泻汤主证是呕渴并见，亦有心下悸，故治以利水止呕，佐以健脾，方中重用茯苓和泽泻，且加生姜以止呕。五苓散证见小便不利，烦渴，水逆脐下悸，当以化气行水以通利小便，故用猪苓，而且重用泽泻。

苓甘五味姜辛汤（《金匮要略》）

| 茯苓12g | 炙甘草9g | 干姜9g | 细辛5g |

五味子5g

功用：温阳蠲饮，散寒泻满。

主治：寒饮咳嗽，咳痰量多，清稀色白，或喜吐涎沫，胸满不舒，舌苔白滑，脉弦滑。

证辨

本方证多因脾阳不足，寒从中生，聚湿成饮，寒饮犯肺所致。此即"形寒饮冷则伤肺"之义。寒饮停肺，宣降违和，故咳嗽痰多，清稀色白；饮阻气机，故胸闷不舒；饮邪犯肺，则喜唾涎沫。

方辨

本方证由寒饮所致，当以温阳化饮。方中以干姜为君，既温肺散寒以化饮，又温运脾阳以化湿。细辛辛散，温肺散寒，助干姜温肺散寒化饮之力；方中茯苓健脾渗湿，化饮利水，一则导水饮之邪从小便出，二则杜绝生饮之源，合干姜温化渗利，健脾助运。干姜、细辛为辛热之品，耗伤肺气，故佐以五味子敛肺止咳，一温一散一敛，使散不伤正，敛不留邪，且能调节肺司开合之职。

甘草调和诸药。综观全方，具有温散并行、开合相济、肺脾同治、标本兼顾之特点，堪称温化寒饮之良剂。

鉴辨

本方治法与小青龙汤相似，属小青龙汤的变法。本方主治脾阳不足，寒从中生，小青龙汤主治内饮外寒证。本方证无表证，故不用麻黄、桂枝解表散寒；寒饮尚存，故仍用干姜、细辛温肺散寒化饮；因饮邪重，故配茯苓健脾渗湿，以杜生痰之源。

桂苓五味甘草去桂加干姜细辛半夏汤 （苓甘五味姜辛半夏汤，《金匮要略》）			
茯苓12g	炙甘草9g	干姜9g	细辛6g
半夏9g	五味子6g		

功用：温阳散寒，降浊祛痰。

主治：阳虚寒饮，饮气上逆证，咳满，冒呕，不渴，无伤寒表证。

苓甘五味加姜辛半夏杏仁汤 （苓甘五味姜辛半夏杏仁汤，《金匮要略》）			
茯苓12g	炙甘草9g	五味子6g	细辛6g
半夏9g	干姜9g	杏仁6g	

功用：温阳散寒，宣降肺气。

主治：阳虚寒饮，肺卫气滞，手足痹，其人形体、面目浮肿。

苓甘五味加姜辛半杏大黄汤
（苓甘五味姜辛半杏大黄汤，《金匮要略》）

茯苓12g	炙甘草9g	五味子6g	细辛6g
半夏9g	干姜9g	杏仁6g	大黄9g

功用：温阳蠲饮，清泄胃热。

主治：水饮未尽，胃热上冲，面热如醉。

鉴辨

以上四方均由小青龙汤加减变化而来，其方证皆为阳虚水饮为患所致，基本相同，都有奔豚，但根据证情加减用药，此乃"依证而辨，药从证出"。苓甘五味姜辛汤温阳蠲饮散寒泻满；苓甘五味姜辛半夏汤加了一味半夏，以增降浊之功；苓甘五味姜辛半夏杏仁汤在前方基础上又加了一味杏仁，以宣降肺气；苓甘五味姜辛半夏杏仁大黄汤又加一味大黄，而清泻胃热。可见仲景先师用药之细腻，用方之讲究。

茯苓四逆汤（《伤寒论》）

茯苓12g　　　炙甘草6g　　　干姜4.5g　　　人参3g

附子9g

功用：回阳益阴。

主治：阴阳俱虚证，四肢厥逆，烦躁，心悸，身痛，呕吐，下利清谷，小便清利，舌苔白少津，脉微或沉迟。

证辨

本方证为太阳病发汗不得法，汗多则外虚其阳，误下又内伤阴液，致阴阳两虚，原症未解，反添诸症。本方证是阴阳两虚，但阳虚较重，阳虚不能温煦四肢，则四肢厥逆，恶寒，脉微细。烦躁乃阴阳水火离隔而致。烦者，阳不通阴也；躁者，阴不通阳也。

方辨

本方证属阴阳俱虚，故治以回阳益阴。方中用干姜、附子回阳救逆，人参益气生津、安精神、定魂魄，三药配伍，回阳之中有益阴之效，益阴之中有助阳之功，治阳虚而阴液不燥，甚至亡阳而液脱者。方中茯苓健脾宁心安神，甘草益气和中且能调和诸药。

鉴辨

本方是四逆汤加上人参、茯苓。方中四逆汤回阳救逆，人参、茯苓补中益气、安神定志。四逆汤是回阳救逆的基础方，由此方加减变化而来的还有通脉四逆汤、四逆加人参汤、白通汤和参附汤，诸方皆以回阳为主。本方证属阴阳俱虚，故加人参与茯苓，称茯苓四逆汤。

● 苓术类

甘草干姜茯苓白术汤
（苓术甘姜汤，肾着汤，《金匮要略》）

茯苓12g	炙甘草6g	白术6g	干姜6g

功用：温脾胜湿。

主治：寒湿下侵之肾着，腰冷痛沉，饮食如故，口不渴，小便不利，苔薄白，脉沉迟或沉缓。

证辨

肾着系指肾受寒湿，着而不去。腰为肾之府，寒湿之气流注于腰部，寒湿为病。湿性重浊，故而身体重；寒湿伤阳，故而腰中冷，如坐水中；无热邪故不渴；膀胱无病则小便自利；中焦脾胃无疾则饮食如故。从以上诸症来看，病不在膀胱和中焦脾胃，也不在肾之中脏，而在肾之外府，故治亦不在温肾以散寒，而在培土以胜水，实为温脾胜湿。

方辨

本方治在温行阳气，散寒除湿，培土制水，不需温肾利水，只需祛除经络寒湿，而选用辛甘化阳、甘淡渗水之法。方中干姜散寒而通利关节，若用炮姜则更温通；茯苓甘淡渗湿，导水湿下行，与干姜共同重用，有温通阳气，散寒除湿之功；白术苦温，健脾燥湿；炙甘草益脾气。四药并用，使脾气健运则湿邪自除而身不重，则肾着愈。

鉴辨

肾着汤是苓桂术甘汤去桂枝加干姜而成。苓桂术甘汤功用是温阳化饮，故重用茯苓；肾着汤功用是温脾胜湿，故重用干姜。苓桂术甘汤证以胸胁支满为主，肾着汤证以腰部沉重寒冷为主。

真武汤（《伤寒论》）			
茯苓 9g	白术 6g	芍药 9g	附子 9g
生姜 9g			

功用：温阳利水。

主治：阳虚水泛证，畏寒肢厥，小便不利，心下悸动不宁，头目眩晕，身体筋肉眴动，站立不稳，四肢沉重疼痛，浮肿，腰以下为甚，或腹痛泄泻，或咳喘呃逆，舌质淡胖，边有齿痕，舌苔白滑，脉沉细。

证辨

本方证乃脾肾阳虚，水湿泛滥。水之制在脾，水之主在肾，脾阳虚则湿难运化，肾阳虚则水不化，而致水湿内停，小便不利；水湿泛于四肢，则沉重疼痛，或肢体浮肿；水湿流于肠间，则腹痛下利；上及肺胃，则或咳或呕；水气凌心则心悸；水溢中阻，清阳不升，则头眩；汗出耗阴伤阳，阳失温煦，加之水浸筋肉，则身体筋肉眴动，站立不稳。故治疗当以温阳利水为主。

方辨

真武汤又称"玄武汤"，为治疗脾肾阳虚、水湿泛滥的基础方。方中以附子为君，用以温肾助阳、化气行水，暖脾土以温运水湿；茯苓利水渗湿，使水邪从小便出，白术健脾燥湿；佐以生姜之温散，助附子温阳散寒，合茯苓、白术宣散水湿；芍药在本方中有四个作用，一为利小便以行水气，二为柔肝缓急以止腹痛，三为敛阴舒筋以解筋肉眴动，四为防附子燥热伤阴以利久服缓治。综观全方，温脾肾以助阳气，利水湿以祛水邪，此乃标本同治，扶正祛邪。

鉴辨

真武汤与肾着汤相比相同之处有四点。其一，均有肢体沉重的症状；其二，皆有阳虚而水寒停滞的病机；其三，都采用温阳散寒除水的治法；其四，均用白术、茯苓与姜（干姜、生姜）温阳健脾散寒除水。不同处在于真武汤证主症为发热、心悸、目眩、身𥆧动，肾着汤证主症是腰以下冷，腰重如带五千钱。真武汤证病因病机是肾阳虚衰，水气不化，治以温肾阳以散寒，健脾气以散水，用附子温肾阳，生姜散水气，芍药敛阴和营，制附子之刚燥。肾着汤证病因病机是阳气不行，寒湿流注于腰，治以温行阳气，散寒除湿，培土制水，用炙甘草培土，干姜发诸经寒气而通利关节。

附子汤（《伤寒论》）			
茯苓9g	白术12g	芍药9g	附子15g
人参6g			

功用：温经助阳，祛寒化湿。
主治：寒湿内侵，身体骨节疼痛，身寒肢冷，苔白滑，脉沉微。

证辨

本证属于少阴证，系因寒湿内侵，筋络受阻不通，故身体疼痛，关节疼痛，阳气虚损则恶寒肢冷，脉沉微。

方辨

本方重用附子，温经祛寒镇痛，与人参相伍则温补以壮元阳，与白术、茯苓相伍则健脾以除寒湿；佐芍药，和营血而通血痹。

鉴辨

附子汤与真武汤组成仅一味之差，均主治肾阳虚衰兼水湿泛溢之证，但有不同之处。附子汤重用附子、白术，配伍人参，重在温补脾阳而祛寒湿；真武汤附子、白术等量，更佐生姜，重在温补肾阳而散水气。

⬤ 五苓类

五苓散（《伤寒论》）			
猪苓 9g	泽泻 15g	白术 9g	茯苓 9g
桂枝 6g			

功用：利水渗湿，温阳化气。

主治：膀胱气化不利之蓄水证，小便不利，头痛微热，烦渴欲饮，甚则水入即吐，或脐下动悸，吐涎沫而头目眩晕，或短气而咳，或水肿，泄泻，舌苔白，脉浮或浮数。

证辨

本方主治虽多，但分析其病机，均为水湿内盛，膀胱气化不利。本方在《伤寒论》中所治蓄水证，乃由太阳表邪未解，循经传腑，导致膀胱气化不利，而成的太阳经腑同病之证。太阳表邪未解，故头痛微热；膀胱气化失司，故小便不利；水蓄不化，郁遏阳气，气不化津，津液不得上承于口，故渴欲饮水；水蓄下焦，饮入之水不得输布而上逆，致水入即吐之"水逆证"；水湿内盛，泛溢肌肤，则为水肿；水湿之邪，下注大肠，则为泄泻；水湿稽留肠胃，升降失常，清浊相干，则为霍乱吐泻；水饮停于下焦，水气内动，则脐下动悸；水饮上逆，阻遏清阳，则吐涎沫而头眩；水饮凌肺，肺气不利，则短气而咳。以上诸症，均由水湿内盛，膀胱气化不利所致，故治法以利水渗湿为主，兼以温阳化气。

方辨

本方证病机为水湿为患，故方中重用泽泻为君，以其甘淡，直达肾与膀胱；加茯苓、猪苓之淡渗，以增强其利水渗湿之力；佐以白术、茯苓健脾以运化水湿。膀胱的气化功能有赖于阳气的蒸腾，故方中佐以桂枝温阳化气以助利水，解表散邪以祛表邪。诸药相伍，以甘淡利湿为主，佐以温阳化气，使水湿之邪从小便而去。

鉴辨

张仲景在《伤寒论》中言本方主治蓄水证、水逆证等，在《金匮要略》中用以治疗痰饮病之头目眩晕、吐涎沫、脐下动悸、小腹胀满者。从中可知五苓散表里同治、透里达表，但重在化气行水。《素问·灵兰秘典论》中所言"膀胱者，州都之官，津液藏焉，气化则能出矣"，正说明气化之意。临床上以水停下焦为其辨病要点，而不必拘泥于有无表证。

四苓散（《丹溪心法》）

茯苓4.5g	泽泻7.5g	猪苓4.5g	白术4.5g

功用：健脾渗湿。

主治：脾胃虚弱，水湿内停证，小便素少，大便溏泄。

胃苓汤（《世医得效方》）

茯苓4.5g	泽泻12g	猪苓9g	白术9g
桂枝6g	紫苏子6g	乌梅1枚	炙甘草6g
苍术6g	厚朴6g	陈皮6g	生姜2片

大枣2枚

注：未效加木香、砂仁、丁香。

功用：祛湿和胃，行气利水。

主治：夏秋之间，脾胃伤冷，水谷不分，泄泻如水，以及水肿、腹胀、小便不利。

茵陈五苓散（《金匮要略》）			
茯苓2g	泽泻3g	猪苓2g	白术2g
茵陈20g	桂枝2g		

功用：利湿退黄。

主治：湿热黄疸，湿重于热，小便不利。

鉴辨

　　上述三方均由五苓散加减变化而成。四苓散即五苓散去桂枝，功专淡渗利水，主治水湿内停、小便不利诸症；胃苓汤系平胃散和五苓散合方，具有祛湿合胃、行气利水之功，主要用于水湿内盛之泄泻水肿，小便不利等；茵陈五苓散即五苓散与倍量的茵陈相合而成，具有利湿清热退黄之功，适用于黄疸湿多热少、小便不利之证。

猪苓汤（《伤寒论》）			
茯苓10g	泽泻10g	猪苓10g	阿胶10g
滑石10g			

功用：利水养阴清热。

主治：水热互结证，小便不利，发热，口渴欲饮，或心烦不寐，或兼有咳嗽、呕恶、下利，舌红苔白或微黄，脉细数；又治血淋，小便涩痛，点滴难出，小腹满痛者。

证辨

本方证乃伤寒之邪传入于里，化而为热，与水相搏，遂成水热互结，热伤阴津之证。水热互结，气化不利，热灼阴津，津不上承，故小便不利、发热、口渴欲饮；阴虚生热，内扰心神，则心烦不寐；水气上逆于肺则为咳嗽，流于胃脘则为呕恶，注于大肠则为下利；里热阴虚则舌红苔白或微黄，脉细数。

方辨

鉴于本方证为水热互结证，故治宜利水清热养阴。方中以猪苓为君，归肾、膀胱经，专于淡渗利水；泽泻、茯苓甘淡以增猪苓利水渗湿之力，泽泻性寒兼可泄热，茯苓健脾以助运湿；佐以滑石，性味甘寒，利水、清热两彰其功；阿胶滋阴润燥，既益已伤之阴，又防诸药渗利重伤阴血。五药合方，利水渗湿为主，清热养阴为辅，体现了利水而不伤阴、滋阴而不助湿的配伍特点。水湿去，邪热清，阴津复，诸症自除。对血淋而小便不利者，本方亦有利水通淋，清热止血之功。

鉴辨

猪苓散系五苓散去桂枝、白术，加滑石、阿胶而成，本方和五苓散均为利水渗湿之常用方，其中泽泻、猪苓、茯苓为两方共有药物，皆治小便不利、身热口渴。然五苓散证乃因水湿内盛、膀胱气化不利而致，故方中配以桂枝温阳化气兼解太阳未尽之邪，白术健脾燥湿，而成温阳化气利水之剂；猪苓汤所治之证乃由邪气入里化热，水热互结，灼伤阴津所致里热阴虚，水气不利之证，故配伍滑石清热利湿，阿胶滋阴润燥，共成利水清热养阴之方。

其他

茯苓丸（治痰茯苓丸，《全生指迷方》）

茯苓30g	枳壳15g	半夏60g	风化朴硝0.3g

注：现代用法每次服6g，姜汁送服。

功用：燥湿行气，软坚化痰。

主治：痰伏中脘、流注经络证，两臂酸痛或抽掣，不得上举，或左右时复转移，或两手麻木，或四肢浮肿，舌苔白腻，脉沉细或弦滑。

证辨

本方证病因、病机为痰湿为病而流注四肢，四肢禀气于脾，若脾失健运，聚湿成痰，停伏中脘，流注四肢，则麻木酸痛，活动受限，甚则抽掣或浮肿。

方辨

凡此臂痛切勿以风湿论治，当以祛痰立法。故方中以燥湿化痰之半夏为君，茯苓健脾渗湿为伍，二药合用既可消既生之痰，又绝生痰之源。佐以枳壳理气宽中，取气顺痰消之意。选用风化朴硝，亦因中脘之伏痰非一般药所能及，取此药软坚润下、化痰散结；与半夏相合，一燥一润，一辛一咸，相制为用以消顽痰；与桂枝、茯苓为伍，可从二便分消四肢之伏痰。以姜汁送服，既能升胃化痰，又可兼制半夏之毒。诸药配伍，标本兼顾，消下并用，不治四肢，但以丸剂渐消缓化中脘伏痰，俾脾运复健，自然流于四肢之痰亦潜消默运，实属"治病求本"之方。

桂枝茯苓丸（《金匮要略》）			
桂枝 9g	茯苓 9g	牡丹皮 9g	桃仁 9g
芍药 9g			

功用：活血化瘀，缓消癥块。

主治：瘀阻胞宫证，妇人素有癥块，致妊娠胎动不安，或漏下不止之证。

证辨

本方所主病位在胞宫，故病症亦在胞宫。其病机是瘀滞不行。瘀血癥块，停留于胞宫，冲任失调，胎元不固，则胎动不安；瘀阻胞宫，阻遏经脉，以致血溢脉外，故见漏下不止，血色黑晦暗；瘀血内阻胞宫，血行不畅，不通则痛，故腹痛拒按。

方辨

鉴于病因、病机为瘀阻，故当治以活血化瘀，缓消癥块。方中桂枝辛温，温通血脉以行瘀滞，为君；桃仁味苦甘平，活血祛瘀，助桂枝化瘀消癥；牡丹皮、芍药味苦而微寒，既可活血以散瘀，又能凉血以清瘀久所化之热，芍药并能缓急止痛；茯苓甘淡，渗湿祛痰以助消癥，健脾益胃，扶助正气。白蜜为丸，甘缓而润，以缓诸药破泄之力。诸药合用，共奏活血化瘀，缓消癥块之功，使瘀化癥消，诸症皆愈。本方配伍特点有二：一是既用桂枝以温通血脉，又佐牡丹皮、芍药以凉血散瘀，寒温并用，则无耗伤阴血之弊；二是漏下之症，采用行血之法，体现通因通用之法，俾癥块得消，血行常道，则出血得止。

鉴辨

观本证，似乎当用桃红四物汤治之，但此处却用桂枝茯苓丸，因为本证为胞宫癥块所致，不宜用活血祛瘀急攻之法，只宜缓治，法用活血化瘀以消癥，方用丸剂。佐以茯苓，当理解为癥块所成乃瘀所致，尚有痰湿聚集，故选用茯苓渗湿祛痰。方中芍药，如以活血化瘀为重，当用赤芍；如以缓急止痛为重，当用白芍。

防己茯苓汤 (《金匮要略》)

| 防己 9g | 黄芪 9g | 桂枝 9g | 茯苓 18g |

甘草 6g

功用：通阳化气，分消水湿。

主治：皮水，四肢肿而聂聂动，小便不利，皮肤中有水气。

证辨

"皮水为病，四肢肿，水气在皮肤中"，因脾主四肢，脾阳不运水湿，则水气归于四肢皮肤而见浮肿；卫阳被遏，卫气与水气相争，故四肢聂聂动，小便不利。

方辨

本方证病机为阳气失宣，脾肺不能运化水气，治宜通阳化气、分消水湿。本方用防己、黄芪走表祛湿，使皮下之水从表而散；桂枝、茯苓通阳化气，使水气从小便而去；桂枝与黄芪相协，通阳行痹，鼓舞卫阳；甘草调和诸药，协黄芪以健脾胜湿制水。

鉴辨

防己黄芪汤与防己茯苓汤，其相同点均为水气在表，故同用防己、黄芪走表行水，甘草调中制水。但防己黄芪汤证为表虚不固，水湿滞于肌表之风水，其症见脉浮，身重，汗出恶风，或腰以下肿及阴，难以屈伸；而防己茯苓汤证为阳气失宣，皮肤水气不行之皮水，其症见四肢肿而聂聂动，小便不利。所以防己黄芪汤中用白术健脾胜湿，生姜、大枣调和营卫以和中；防己茯苓汤中用茯苓通阳化气，使水气从小便而去。此二方中所用黄芪均为生黄芪，因生黄芪走表，故为治风水与皮水要药。

茯苓杏仁甘草汤（《金匮要略》）

茯苓9g	杏仁20g	甘草3g

功用：利气行水。

主治：胸痹，胸中气塞、短气。

证辨

胸为气海，内藏心肺，肺为清虚之脏，胸阳一虚，阴邪上干，化为水饮。饮停气机不利，饮阻气滞，故胸中气塞、短气。

方辨

本方证以短气为主，兼有气塞。既先有积水，水甚于气，致肺气不行而短气，则当以利水为主，水行则气通。方中以茯苓、杏仁利水宣肺，甘草调和诸药。

二陈剂的加减导向系列方

"二陈"指的是陈皮、陈半夏，所谓"二陈剂"即组成中有"二陈"的一系列方剂。二陈剂多为祛痰剂。

二陈剂
- 温胆类：二陈汤、温胆汤、十味温胆汤、黄连温胆汤、蒿芩清胆汤
- 祛痰类：导痰汤、涤痰汤、金水六君煎、清金降火汤、半夏白术天麻汤、清气化痰丸
- 其他：保和丸、六君子汤、香砂六君子汤、藿香正气丸、不换金气散、柴平汤

温胆类

二陈汤（《太平惠民和剂局方》）			
半夏15g	橘红15g	白茯苓9g	炙甘草4.5g
生姜7片	乌梅1个		

功用：燥湿化痰，理气和中。

主治：湿痰证，咳嗽痰多，色白易咳出，恶心呕吐，胸胁痞闷，肢体困倦，或头眩心悸，舌苔白滑或腻，脉滑。

证辨

本方证系由脾失健运，湿无以化，湿聚成痰，郁积而成，其

症均为湿痰所致：犯肺致肺失宣降，则咳嗽痰多；停胃令胃失和降，则恶心呕吐；阻于胸膈，气机不畅，则痞满不解；留于肌肉，则肢体困重；阻遏清阳，则头目眩晕；痰浊凌心，则为心悸。

方辨

观本方证病因、病机，当燥湿化痰、理气和中，选用二陈汤治疗。方中选用陈半夏与陈橘红，名为"二陈"，因为半夏、橘红这两味药比较燥，只有陈了以后才能行气而不伤正，是治痰方中最主要的药，既能燥湿，又能行气，一个向上，一个向下，橘红理气向上而散，半夏行气向下而行，亦能散结。橘红是入脾肺的药，半夏是入胃的药。二药相配为君，寓意有二：一为等量合用，不仅相辅相成，增强燥湿化痰之力，而且体现了"治痰先理气，气顺则痰消"之意；二为半夏与橘红皆为陈久者，而无生燥之弊。这两味药也是本方燥湿化痰的基本结构。方中佐以茯苓健脾渗湿，渗湿以助化痰之力，健脾以杜生痰之源；且茯苓具有先升后降之特点，还可以益心脾之气。茯苓与橘红为伍，为祛痰剂中理气化痰、健脾渗湿的常用组合。方中生姜，既能制半夏之毒，又能协助半夏化痰降逆、和胃止呕。加用少许乌梅，收敛肺气，与二陈相伍，散中兼收，防其燥散伤正。以甘草为使，健脾和中，调和诸药。综观全方，结构严谨，散收相合，标本兼顾，燥湿理气。

临辨

治湿痰可加苍术、厚朴以增燥湿化痰之功；治热痰可加胆南星、瓜蒌以清热化痰；治寒痰可加干姜、细辛以温化寒痰；治风痰眩晕可加天麻、僵蚕以化痰息风；治食痰可加莱菔子、麦芽以消食化痰；治郁痰可加香附、青皮、郁金解郁化痰；治痰流经络之瘰疬、痰核，可加海藻、昆布、牡蛎等以软坚化痰。

鉴辨

本方为燥湿化痰的基础方，原为温胆汤之附方，由温胆汤化裁而来。与二陈汤有关的方子有温胆汤、十味温胆汤、导痰汤、涤痰汤、金水六君煎等。具体区别，容后辨解。本方用橘红而非陈皮，切勿混淆。

温胆汤（《三因极一病证方论》）			
半夏6g	陈皮9g	茯苓4.5g	炙甘草3g
枳实6g	竹茹6g	生姜15片	大枣3枚

功用：理气化痰，和胃利胆。

主治：胆郁痰扰证，胆怯易惊，头眩心悸，心烦不眠，夜多异梦，或呕恶呃逆，眩晕，癫痫，苔白腻，脉弦滑。

证辨

本方证系因素体胆气不足，复由情志不遂，胆失疏泄，气郁生痰，痰浊内扰，胆胃不和所致。胆为清净之府，性喜宁谧而恶烦扰。胆为邪扰，失其宁谧，则胆怯易惊、心烦不眠、夜多异梦、惊悸不安；胆胃不和，胃失和降，则呕吐痰涎或呃逆、心悸；痰蒙清窍，则可发为眩晕甚至癫痫。

方辨

鉴于上述病因、病机，治宜理气化痰，和胃利胆。故方用二陈汤燥湿化痰，理气和中。方中取竹茹清热化痰，除烦止呕；半夏与竹茹相伍，一温一凉，化痰和胃，止呕除烦之功备；枳实辛苦微寒，降气导滞，消痰除痞；陈皮与枳实相合，亦一温一凉，而理气化痰之力增；生姜、大枣调和脾胃，且生姜兼制半夏毒性。方中去二陈汤之乌梅则减其收敛之性。综观全方，不寒不燥，理气化痰以和胃，胃气和降则胆郁得舒，痰浊得去则胆无邪扰，如是则复其宁谧，诸症自愈。

十味温胆汤（《世医得效方》）			
半夏9g	陈皮9g	枳实9g	茯苓4.5g
炙甘草1.5g	酸枣仁3g	远志3g	五味子3g
人参3g	熟地黄3g	生姜5片	大枣1枚

功用：益气养血，化痰宁心。

主治：心胆虚怯，痰浊内扰证，触事易惊，惊悸不眠，夜多噩梦，短气自汗，耳鸣目眩，四肢浮肿，饮食无味，胸中烦闷，坐卧不安，舌淡苔腻，脉沉缓。

方辨

十味温胆汤即温胆汤减去竹茹，加入益气养血安神的人参、熟地黄、五味子、酸枣仁、远志而成，适用于心胆虚怯、痰浊内扰、神志不宁等证。

鉴辨

在临床上，温胆汤是一个常用的方子。治疗胆怯一证，有时用平肝的药来治，而有痰、热、肝阳上亢、肝强脾弱者，则用十味温胆汤治疗。然本方用五味子，不能绝对地认为其收涩敛邪，此药与二陈汤中的乌梅一样，收敛肺气，用量很小，处于佐使地位，配伍一些很有好处。

黄连温胆汤（《六因条辨》）			
半夏6g	陈皮9g	茯苓4.5g	炙甘草3g
枳实6g	竹茹6g	生姜5片	黄连3g

功用：清热化痰，和胃利胆。
主治：痰热内扰，失眠，眩晕，心烦，口苦等。

方辨

本方系温胆汤加黄连组成，方中加入黄连以除心肝之火，从而起到清热化痰之用，以和胃利胆。

蒿芩清胆汤（《重订通俗伤寒论》）

仙半夏4.5g	陈广皮4.5g	赤茯苓9g	生枳壳4.5g
淡竹茹 9g	青蒿脑 4.5～9g	青子芩 4.5～9g	碧玉散（滑石、青黛、甘草）9g

功用：清胆利湿，和胃化痰。

主治：少阳湿热证，寒热如疟，寒轻热重，口苦膈闷，吐酸苦水或呕黄涎而黏，甚则干呕呃逆，胸胁胀痛，小便黄少，舌红苔白腻，间现杂色，脉数而右滑左弦。

证辨

本方治少阳胆热偏重，兼有湿热、浊痰内阻之证。湿遏热郁，阻于少阳、胆与三焦；三焦之气机不畅，胆中相火乃炽，以致少阳枢机不利。胆经郁热偏重，故寒热如疟，寒轻热重，口苦膈闷，胸胁胀痛；胆热犯胃，液郁为痰，胃气上逆，故吐酸苦水或呕黄涎而黏，甚则干呕呃逆；湿阻三焦，水道不畅，以致小便短少，其色黄赤。

方辨

鉴于证属少阳胆热，故治宜清胆利湿，和胃化痰。方中青蒿苦寒芳香，清透少阳邪热；黄芩苦寒善清胆热，并能燥湿。二者相合，既可清少阳湿热，又能祛邪外出，为君。竹茹善清胆胃之热，化痰止呕；半夏燥湿化痰，和胃降逆；陈皮理气化痰，宽胸畅膈；枳壳下气宽中，除痰消痞。四药相伍，使热清湿化痰除。赤茯苓、碧玉散清热利湿，导邪从小便而出。全方可使胆热清，痰湿化，气机畅，胃气和，诸症均解。

鉴辨

本方与小柴胡汤均能和解少阳往来寒热、胸胁不适。但小柴胡汤以柴胡、黄芩配人参、大枣、炙甘草，和解中兼有益气扶正，宜于邪踞少阳、胆胃不和者；蒿芩清胆汤以青蒿、黄芩配赤茯苓、碧玉散，于和解之中兼有清热利湿、理气化痰，宜于少阳胆热偏重兼有湿热痰浊者。

综观十味温胆汤、黄连温胆汤、蒿芩清胆汤，三方均由温胆汤加减变化而来。十味温胆汤重在益气养血，化痰宁心，方中有益气养血安神之人参、熟地黄、五味子、酸枣仁、远志，适用于心虚胆怯证；黄连温胆汤重在清热化痰，利胆和胃，方中黄连清心热，化痰宁神；蒿芩清胆汤方中虽有温胆汤成分，但本身为和解少阳之方，适用于少阳湿热证，方中用青蒿、黄芩、碧玉散，能和解兼清热化湿、理气化痰。

在临床中，后世医家通过对温胆汤进行加减又创造了很多方子：治疗肠伤寒湿热凝聚不解的"佩金温胆汤"；治疗脑血管意外，风痰内阻，肝肾不足的"桑钩温胆汤"；治疗梅尼埃病，胆阳上亢，痰火内扰的"加味温胆汤"；治疗惊恐失眠，痰热内扰，胃失和降，神不内宁的"镇眩温胆汤"等。

附方：

佩金温胆汤（经验方）

佩兰叶10g，郁金10g，半夏10g，广陈皮5g，白茯苓10g，生甘草1.5g，枳实5g，竹茹10g，石菖蒲3g，滑石12g。

桑钩温胆汤（经验方）

茯苓15g，法半夏9g，陈皮9g，竹茹12g，桑寄生15g，钩藤9g，葛根9g，甘草6g。

加味温胆汤（经验方）

法半夏6g，陈皮6g，茯苓6g，生甘草3g，竹茹9g，枳壳6g，秦艽12g，胆南星9g，三七粉6g。

镇眩温胆汤（经验方）

陈皮25g，法半夏20g，竹茹15g，茯神30g，炙甘草15g，石菖蒲15g，远志15g。

祛痰类

导痰汤（《妇人大全良方》）

| 半夏12g | 天南星3g | 枳实3g | 橘红3g |
| 赤茯苓3g | 生姜4片 | 炙甘草2g | |

功用：燥湿祛痰，行气开郁。

主治：痰厥证，头目眩晕，或痰饮壅盛，胸膈痞塞，胸胁胀满，头痛，呃逆，喘急，痰嗽，涕唾黏稠，舌苔厚腻，脉滑。

涤痰汤（《奇效良方》）

半夏 7.5g	天南星 7.5g	枳实 6g	茯苓 6g
橘红 4.5g	石菖蒲 3g	人参 3g	竹茹 2g
炙甘草 1.5g	生姜 3 片		

功用：涤痰开窍。

主治：中风痰迷心窍证，舌强不能言，喉中痰鸣，漉漉有声，舌苔白腻，脉沉滑或沉缓。

金水六君煎（《景岳全书》）

| 当归 6g | 熟地黄 9～15g | 陈皮 4.5g | 半夏 6g |
| 茯苓 6g | 炙甘草 3g | | |

功用：滋养肺肾，祛湿化痰。

主治：湿痰内阻证，咳嗽呕恶，喘急痰多，或咽干口燥，自觉口咸，舌质红，苔白滑或薄腻。

鉴辨

以上三方皆由二陈汤化裁而成，均有燥湿化痰之功。导痰汤是二陈汤去乌梅，加天南星、枳实而成，天南星增半夏燥湿化痰之力，枳实助橘红理气化痰之功，故燥湿化痰之力大于二陈汤，主治痰浊内阻、气机不畅之痰厥证。涤痰汤又在导痰汤基础上加石菖蒲、竹茹、人参，较导痰汤又多扶正开窍之功效，常治中风痰迷心窍、舌强不能言；金水六君煎是二陈汤去生姜、乌梅加熟地黄、当归，滋阴养血，肺肾并调，金水相生，故适用于年迈者之肺肾阴虚，湿痰内盛证。三方中，导痰汤、涤痰汤用橘红，偏于化痰；而金水六君煎用陈皮，偏于行气。

清气化痰丸（《医方考》）			
半夏15g	陈皮10g	茯苓10g	胆南星15g
枳实10g	酒黄芩10g	瓜蒌仁10g	杏仁10g

注：每次服6～9g，姜汁为丸。

功用：清热化痰，理气止咳。

主治：痰热咳嗽，咳嗽气喘，咳痰黄稠，胸膈痞满，甚则气急呕恶，烦躁不宁，舌质红，苔黄腻，脉滑数。

证辨

本方证因痰阻气滞，气郁化火，痰热互结所致。痰热壅肺，则肺失清肃，故见咳嗽气喘、咯痰黄稠；痰热阻碍气机，则胸膈痞满，甚则气逆于上，发为气急呕恶；痰热扰乱心神，可见烦躁不宁。

方辨

因本证以痰热咳嗽为主，治宜清热化痰，理气止咳。方中胆南星苦寒，瓜蒌仁甘寒，均长于清热化痰，瓜蒌仁尚能导痰热从大便而下，两者共为君药。制半夏虽属辛温之品，但与苦寒之黄芩相配，一则化痰散结，二则清热降火，既相辅相成，又相制相成，共为臣药。治痰者当须降其火，治火者必须顺其气，故佐以杏仁降利肺气以宣上，陈皮理气化痰以畅中，枳实破气化痰以宽胸，并佐茯苓健脾渗湿以杜生痰之源。使以姜汁为丸，用为开痰之先导。诸药合用，化痰、清热、理气并进，气顺则火降，火清则痰消，痰消则火无所附，诸症悉除。故本方为治疗痰热咳嗽的常用方。

清金降火汤（《古今医鉴》）

半夏 3g	陈皮 4.5g	茯苓 3g	炙甘草 1g
枳壳 3g	杏仁 4.5g	桔梗 3g	贝母 3g
前胡 3g	石膏 3g	瓜蒌仁 3g	黄芩 3g
生姜 3 片			

功用：清金降火，化痰止咳。

主治：痰热咳嗽。

鉴辨

清气化痰丸与清金降火汤均治疗痰热所致之咳嗽，但清气化痰丸证以黄稠痰为主，清金降火汤证以肺热咳嗽为重。故清气化痰丸以胆南星为君，清热化痰之功独胜，更用枳实使消痰行气之力亦强；而清金降火汤用石膏增清热泻火之力，并配伍贝母、前胡、桔梗等，意在止咳。此二方都是以二陈汤为基础方加减变化而成，方中都有枳实（枳壳）、黄芩、杏仁和瓜蒌仁，都以治热痰为主，只不过清气化痰丸方重用胆南星，而清金降火汤重用石膏，清热之力不同，前者清热化痰功显，后者清热泻火力增。

半夏白术天麻汤（《医学心悟》）			
半夏4.5g	橘红3g	茯苓3g	甘草1.5g
天麻3g	白术9g	生姜1片	大枣2枚

功用：化痰息风，健脾祛湿。

主治：风痰上扰证，眩晕，头痛，胸膈痞满，恶心呕吐，舌苔白腻，脉弦滑。

证辨

本方证由脾湿生痰，湿痰壅遏，引动肝风，风痰上扰清空所致。风痰上扰，蒙蔽清阳，故眩晕、头痛；痰阻气机，升降失司，故胸膈痞闷、恶心呕吐；内有痰浊，则舌苔白腻，脉弦滑。

方辨

鉴于本证为风痰上扰所致，治宜化痰息风，健脾祛湿。方中半夏燥湿化痰，降逆止呕；天麻平肝息风止眩。半夏与天麻为治风痰眩晕之要药，《脾胃论》李东垣言："足太阴痰厥头痛，非半夏不能疗；眼黑头眩，风虚内作，非天麻不能除。"方中白术、茯苓健脾祛湿，以杜生痰之源；橘红理气化痰，俾气顺痰消。使以甘草调和诸药；生姜、大枣和脾胃，生姜兼制半夏之毒。

综观全方，风痰并治，标本兼顾，但以化痰息风治标为主，健脾祛湿治本为辅。

鉴辨

半夏白术天麻汤系二陈汤加味而成，在燥湿化痰的二陈汤基础上，加入健脾燥湿之白术、平肝息风之天麻，而组成化痰息风之剂。在《医学心悟·头痛》篇中，在本方基础上加用蔓荆子而减白术，治痰厥头痛、胸膈多痰、动则眩晕。

其他

保和丸（《丹溪心法》）			
山楂18g	神曲6g	半夏9g	陈皮3g
茯苓9g	连翘3g	莱菔子3g	

功用：消食和胃。

主治：食滞胃脘证，脘腹痞满胀痛，嗳腐吞酸，恶食呕逆，或大便泄泻，舌苔厚腻，脉滑。

证辨

本方证因饮食不节、暴饮暴食所致，即"饮食自倍，肠胃乃伤"。食积内停，气机不畅，则脘腹痞满胀痛；脾胃升降失职，浊阴不降，则嗳腐吞酸，恶食呕逆；清气不升，则大便泄泻等。

方辨

由于饮食所伤，故宜消食化滞，理气和胃。方中重用酸甘之山楂，消一切饮食积滞，长于消肉食油腻之积；神曲味甘辛性温，消食健胃，长于化酒食陈腐之积；莱菔子辛甘而平，下气消食除胀，长于消谷面之积；方中半夏、陈皮辛温，理气化湿，和胃止呕；茯苓甘淡，健脾利湿，和中止泻；连翘味苦性微寒，既可散结以助消积，又可清解食积所生之热。诸药配伍，使食积得化，胃气得和，热清湿去，则诸症自除。

鉴辨

本方为治疗一切食积之常用方，用二陈燥湿化痰，又加山楂、神曲、莱菔子消积之品，佐以连翘以消积热。全方虽有二陈汤之意，但无甘草壅滞之弊。

藿香正气散（《太平惠民和剂局方》）

陈皮 6g	半夏曲 6g	茯苓 10g	炙甘草 7.5g
藿香 9g	白术 6g	白芷 6g	桔梗 6g
厚朴 6g	紫苏 9g	大腹皮 9g	生姜 3片
大枣 1枚			

功用：解表化湿，理气和中。

主治：外感伤寒、内伤湿滞证，恶寒发热，头痛，胸膈满闷，脘腹疼痛，恶心呕吐，肠鸣泄泻，舌苔白腻，以及山岚瘴疟等。

证辨

本方主治之外感风寒、内伤湿滞证，为夏月常见证。风寒外束，卫阳郁遏，故见恶寒发热等表证；内伤湿滞，湿浊中阻，脾胃不和，升降失常，则为上吐下泻；湿阻气滞，则胸膈满闷、脘腹疼痛。

方辨

鉴于以上诸症，治宜外散风寒、内化湿浊，兼以理气和中。方中藿香辛温，解在表之风寒，取其芳香之气化在里之湿浊，且可辟秽和中而止呕；半夏曲、陈皮理气燥湿，和胃降逆以止呕；白术、茯苓健脾运湿以止泻，共助藿香内化湿浊而止吐泻；大腹皮、厚朴行气化湿，畅中行滞，且寓气行则湿化之义；紫苏、白芷辛温发散，助藿香外散风寒，紫苏尚可醒脾宽中，行气止呕，白芷兼能燥湿化浊；桔梗宣肺利膈，既益解表，又助化湿；生姜、大枣，内调脾胃，外和营卫；甘草调和药性，并协生姜、大枣以和中。

诸药合用，外散风寒与内化湿滞并用，健脾利湿与理气和胃共施，使风寒外散，湿浊内化，气机通畅，脾胃调和，清升浊降，则诸症除。

鉴辨

本方属于燥湿和胃之剂，方中内含二陈汤，而加味较多，中心点在于外散风寒、内化湿浊，故重用藿香，佐以紫苏叶、白芷。湿阻气机致脘腹疼痛，故以陈皮、大腹皮理气和中。

不换金正气散（《古今医统大全》）			
半夏10g	陈皮10g	厚朴10g	苍术10g
藿香10g	甘草10g	生姜3片	

功用：解表化湿，和胃止呕。
主治：湿浊内停，兼有表寒证，呕吐腹胀，恶寒发热，或霍乱吐泻，或不服水土，舌苔白腻。

鉴辨

本方证与藿香正气散证相似，但组方更简单。二方均能外散寒邪、内化湿浊。本方为二陈汤与平胃散加减而成，所主治之表寒里湿证较藿香正气散轻。

柴平汤（《景岳全书》）

略。

六君子汤（《医学正传》）

略。

香砂六君子汤（《古今名医方论》）

略。

鉴辨

以上三方虽属二陈剂，内有二陈或二陈汤，但柴平汤在柴胡剂已论述，六君子汤与香砂六君子汤将在四君剂内论述，不在此展开。

四君剂的加减化裁系列方

由人参、白术、茯苓、甘草这四味药组成的方剂是四君子汤。

方剂中以四君子汤为基础方的，我们称之为"四君剂"。在四君剂中，有的方剂含有完整的四君子汤组成，也有一些含有四君子汤去茯苓的组成，下面分别称为"全方类"和"不全方类"，这些方剂大部分属于补益剂。

四君剂 ⎰ 全方类：四君子汤、异功散、六君子汤、香砂六君子汤、六神散、参苓白术散、七味白术散、升阳益胃汤、归脾汤、八珍汤、十全大补汤、人参养荣汤
⎱ 不全方类：补中益气汤、升阳益胃汤、举元煎、完带汤、泰山磐石散、理中丸、附子理中丸、六和汤、桂枝加人参汤

● 全方类

四君子汤（《太平惠民和剂局方》）

人参9g	白术9g	茯苓9g	炙甘草6g

功用：益气健脾。

主治：脾胃气虚证，面色萎白，语声低微，气短乏力，食少便溏，舌淡苔白，脉虚弱。

证辨

本方证由脾胃气虚，运化无力所致。脾胃为后天之本，气血生化之源，脾胃气虚，受纳与健运乏力，则饮食减少；湿浊内生，故大便溏薄；脾主肌肉，脾胃气虚，四肢肌肉无所禀受，故四肢乏力；气血生化不足，血不足不荣于面而见面色萎白；脾为肺之

母，脾胃一虚，肺气先绝，故见气短、语声低微；脾胃虚弱，则舌淡苔白，脉虚弱。

方辨

鉴于以上诸症均因脾胃气虚所致，治宜补益脾胃之气，以复其运化受纳之功。方中以人参为君，甘温益气健脾养胃；白术苦温，健脾燥湿，加强益气助运之力为臣；茯苓甘淡健脾渗湿，与白术相配，则健脾之功益著；甘草为使，益气和中，调和诸药。四药配伍，共奏益气健脾之功。

临辨

若呕吐者，加半夏以降逆止呕；胸膈痞闷者，加枳壳、陈皮以行气宽胸；心悸失眠者，加酸枣仁以宁心安神；兼畏寒肢冷，脘腹疼痛者，加干姜、五味子以温中祛寒。

鉴辨

四君子汤与理中丸比较，两方均用人参、白术、炙甘草以补益中气。四君子汤用茯苓，功用以益气健脾为主，主治脾胃气虚证；理中丸用干姜，以温中散寒为主，适用于中焦虚寒证。

异功散（《小儿药证直诀》）			
人参6g	白术6g	茯苓6g	炙甘草6g
陈皮6g	生姜5片	大枣2个	

功用：益气健脾，行气化滞。

主治：脾胃气虚兼气滞证，饮食减少，大便溏薄，胸脘痞闷不舒或呕吐泄泻等。

六君子汤（《医学正传》）

人参6g	白术6g	茯苓6g	炙甘草6g
陈皮3g	半夏4.5g	生姜3片	大枣2枚

功用：益气健脾，燥湿化痰。

主治：脾胃气虚兼痰湿证，食少便溏，胸脘痞满呕逆等。

香砂六君子汤（《古今名医方论》）

人参3g	白术6g	茯苓6g	炙甘草2g
陈皮2.5g	半夏3g	生姜6g	木香2g
砂仁2.5g			

功用：益气健脾，行气化痰。

主治：脾胃气虚、痰阻气滞证，呕吐痞闷，不思饮食，脘腹胀痛，消瘦倦怠或气虚肿满。

六神汤（《世医得效方》）

人参6g	白术6g	茯苓6g	炙甘草6g
白扁豆6g	黄芪6g		

功用：益气补脾化湿。
主治：小儿脾气虚而大便溏。

鉴辨

以上五方均为四君子汤加味而成，皆有益气健脾之功：加陈皮为异功散，功兼行气化滞，适用于脾胃气虚兼气滞证；配陈皮、半夏为六君子汤，功兼和胃燥湿，适用于脾胃气虚兼有痰湿证；配伍陈皮、半夏、木香、砂仁为香砂六君子汤，功在益气和胃，行气化痰，适用于脾胃气虚，痰阻气滞证，也可以说它除涵盖了异功散和六君子汤的作用之外，又加大了行气作用；六神散中加白扁豆、黄芪，功在益气补脾化湿。

参苓白术散（《太平惠民和剂局方》）

人参10g	白术10g	白茯苓10g	炒甘草10g
莲子肉5g	炒薏苡仁5g	炒白扁豆7.5g	炒山药10g

缩砂仁5g　　桔梗5g　　　大枣3枚

功用：益气健脾，渗湿止泻。

主治：脾虚湿盛证，饮食不化，胸脘痞闷，肠鸣泄泻，四肢乏力，形体消瘦，面色萎黄，舌淡苔白腻，脉虚缓。

证辨

本方证为脾虚湿盛所致。脾胃虚弱，纳运无力，故饮食不化；水谷不化，清浊不分，故肠鸣泄泻；湿滞中焦，气机被阻，而见胸脘痞闷；脾失健运，则气血生化不足，机体肌肤失于濡养，故四肢无力，形体消瘦，面色萎黄；脾虚湿盛则舌淡，苔白腻，脉虚缓。

方辨

综观以上诸症，皆因脾虚湿盛所致，故治宜补益脾胃，兼以渗湿止泻。方中，人参、白术、茯苓益气健脾渗湿为君；山药、莲子肉助三味君药健脾益气，兼以止泻；白扁豆、薏苡仁助白术、茯苓健脾渗湿；砂仁醒脾和胃，行气化湿为佐；桔梗宣肺利气，通调水道，又能载药上行，培土生金；炒甘草健脾和中，调和诸药，为使药。全方合用，补中气，渗湿浊，行气滞，使脾气健运，湿邪得去，则诸症自除。山药、白术、薏苡仁、白扁豆、莲子肉、甘草、砂仁应炒用以增健脾之力。

鉴辨

本方为四君子汤加山药、莲子、白扁豆、薏苡仁、砂仁、桔梗、大枣而成，两方均有益气健脾之功。但四君子汤以补气为主，为治脾胃气虚的基础方；参苓白术散兼有渗湿行气作用，治疗脾虚湿盛证，并有保肺之效，为体现"培土生金"治法的常用方剂。

七味白术散（《小儿药证直诀》）			
人参6g	炒白术12g	茯苓12g	炙甘草3g
藿香叶12g	木香6g	葛根15g	

功用：健脾益气，和胃生津。
主治：脾胃虚弱、津虚内热证，呕吐泄泻，肌热烦渴。

鉴辨

七味白术散与六神散，均为四君子汤加味而成，皆治疗小儿脾气虚而大便溏之证。然七味白术散是四君子汤加藿香叶、木香、葛根，治津虚内热；六神散是四君子汤加炒扁豆、黄芪，以治疗脾胃虚弱为主。此二方与参苓白术散相似，但渗湿止泻力弱。

升阳益胃汤（《内外伤辨惑论》）

人参15g	白术5g	茯苓5g	炙甘草15g
黄芪30g	半夏15g	白芍9g	柴胡5g
独活9g	羌活9g	防风9g	橘皮6g
泽泻5g	黄连1.5g	生姜5片	大枣2枚

功用：益气升阳，清热除湿。

主治：脾胃气虚、湿郁生热证，怠惰，嗜卧，四肢不收，肢体重痛，口苦舌干，饮食无味，食不消化，大便不调。

归脾汤（《正体类要》）

人参6g	白术3g	茯神3g	炙甘草1g
炙黄芪3g	当归3g	龙眼肉3g	酸枣仁3g
木香1.5g	生姜5片	大枣3～5枚	远志3g

功用：益气补血，健脾养心。

主治：心脾气血两虚证，心悸怔忡，健忘失眠，盗汗，体倦食少，面色萎黄，舌淡苔薄白，脉细弱；脾不统血证，便血，皮下紫癜，妇女崩漏，月经超前，量多色淡，或淋漓不止，舌淡，脉细弱。

证辨

本方证因思虑过度，劳伤心脾，气血亏虚所致。心藏神而主血，脾主思而统血，思虑过度，心脾气血暗耗，脾气亏虚则体倦食少；心血不足则见惊悸，怔忡，健忘，不寐，盗汗；气血不足则面色萎黄，舌质淡，苔薄白，脉细缓。以上诸症虽属心脾两虚，却以脾虚为核心，气血亏虚为基础。脾为营卫气血之源，故治宜益气补血，健脾养心。本方证应归在补血剂中，但其组成以四君子汤为基础，故在本节中辨解。

方辨

《灵枢·决气》谓"中焦受气取汁，变化而赤是谓血"，故方中以四君子汤补脾益气，使气旺而血生，当归、龙眼肉甘温补血养心；茯神、酸枣仁、远志宁心安神；木香辛散，理气醒脾，与大量益气健脾药相配，复中焦运化之能，又能防大量补血药滋腻碍胃，使补而不滞，滋而不腻；生姜、大枣调和脾胃以滋生化之源。全方共奏益气补血，健脾养心之功。

鉴辨

归脾汤与补中益气汤同用人参、黄芪、白术、甘草以益气补脾，归脾汤以补气药配伍养心安神药，意在心脾双补，恢复二脏生血补血之职。本方主治心脾气血两虚之心悸怔忡，健忘失眠，体倦食少以及脾不统血之便血崩漏等。补中益气汤以补气药配伍升阳举陷药，意在补气升提，复脾胃升清降浊之能，主治脾胃气虚、气陷之少气懒言、发热及脏器下垂等。

八珍汤（《正体类要》）

人参6g	炒白术10g	白茯苓8g	炙甘草5g
熟地黄15g	当归10g	白芍8g	川芎5g
生姜3片	大枣2枚		

功用：补益气血，健脾养心。

主治：气血两虚，面色苍白或萎黄，头晕眼花，四肢倦怠，心悸怔忡，食欲减退，舌质胖淡，苔薄白，脉细虚。

证辨

本方所致气血两虚证，多由久病失治，或病后失调，或失血过多而致，病在心、脾、肝三脏。心主血，肝藏血，心肝血虚，故见面色苍白，头晕目眩，心悸怔忡，舌淡脉细。脾主运化，生气血，脾气虚，故面黄，肢疲肢倦，气短懒言，饮食减少，脉虚无力。

方辨

治宜益气与养血并重；方中人参与熟地相配，益气养血共为君药。白术、茯苓健脾渗湿，助人参益气补脾；当归、白芍养血和营，助熟地黄滋养心脾，以上均臣药。川芎为佐，活血行气，使熟地黄、白芍、当归补而不滞。炙甘草为使药调和诸药。生姜、大枣为引，调和脾胃，以资生化气血，亦为佐使之用。本方实为四君子汤和四物汤的复方，但在临床上要根据具体病情调整补气与补血的偏重，如气血俱虚，就要气血并重。

十全大补丸（《太平惠民和剂局方》）

人参6g	白术9g	茯苓9g	炙甘草3g
熟地黄12g	当归9g	白芍9g	川芎6g
黄芪12g	肉桂3g	生姜3片	大枣2枚

功用：温补气血。

主治：气血两虚证，面色萎黄，倦怠食少，头晕目眩，神倦气短，心悸怔忡，自汗盗汗，四肢不温，舌淡，脉细弱，以及妇女崩漏，月经不调，疮疡不敛等。

方辨

本方为八珍汤加上黄芪和肉桂，也就是在气血俱虚的情况下，气血双补并加强补气温阳，促进气血功能。所以说，本方治疗气血俱虚而偏于寒证者。

人参养荣汤（《三因极一病证方论》）

人参30g	白术30g	茯苓4g	炙甘草30g

黄芪 30g	当归 30g	白芍 90g	熟地黄 9g
肉桂心 30g	陈皮 30g	五味子 4g	远志 15g
生姜 3 片	大枣 2 枚		

功用：益气补血，养心安神。

主治：心脾气血两虚证，倦怠无力，食少无味，惊悸健忘，夜寐不安，虚热自汗，咽干唇燥，形体消瘦，皮肤干枯，咳嗽气短，动则喘甚，或疮疡溃后气血不足，寒热不退，疮口久不收敛。

方辨

人参养荣丸即十全大补丸去掉川芎，加入远志、五味子、陈皮，与归脾汤很相近。由于本方重在血虚，不需活血，故去掉一味香燥行血而不利于补血的川芎；由于血虚气也虚，运化无力，故加入陈皮使补而不壅；生血要通过补脾来完成，故而加入补心肾之阳的远志和五味子，通过气化达到温补脾土的效果。

鉴辨

十全大补汤、人参养荣汤均由八珍汤加减而成，皆具有益气补血作用而主治气血两虚之证。十全大补汤较之八珍汤多黄芪、肉桂，偏于温补；人参养荣汤较之十全大补汤多陈皮、远志、五味子，却去川芎之辛窜，复增静养血分，宁心安神之功。

不全方类

以下诸方剂内均含有四君子汤去茯苓的药物组成。

补中益气汤（《内外伤辨惑论》）			
黄芪18g	人参6g	白术9g	炙甘草9g
当归3g	陈皮6g	升麻6g	柴胡6g

功用：补中益气，升阳举陷。
主治：脾虚气陷证，饮食减少，体倦肢软，少气懒言，面色萎黄，大便稀溏，舌淡脉虚，以及脱肛、子宫脱垂，久泻久痢，崩漏等；气虚发热证，身热自汗，渴喜热饮，气短乏力，舌淡，脉虚大无力。

证辨

本方证发于饮食劳倦损伤脾胃以致脾胃气虚、清阳下陷。脾胃为营卫气血生化之源，脾胃气虚，纳运乏力，故饮食减少，少气懒言，大便稀溏；脾主升清，脾虚则清阳不升，中气下陷，故见脱肛、子宫下垂等；清阳陷于下焦，郁遏不达则发热，因非实火，故其热不甚，病程较长；气虚腠理不固，阴液外泄则自汗。

方辨

本方为补气升阳、甘温除热的代表方。治法为补益脾胃中气，升阳举陷。方中重用黄芪，味甘微温，入脾肺经，补中益气，升阳固表，为君药。配伍人参、炙甘草、白术补气健脾为臣，与黄芪合用，以增强其补中益气之功。血为气之母，气虚时久，营血亏虚，故用当归养血和营，协人参、黄芪以补气养血。陈皮理气和胃，使诸药补而不滞。少量升麻、柴胡升阳举陷，协助黄芪升提下陷之中气，为脾胃引经最要药也。其中柴胡升少阳之气，陈皮升阳明胃气，使得脾胃功能强健而升气，浊阴也会自然下降。炙甘草调和诸药。诸药合用，使气虚得补，气陷得升，则诸症自愈。气虚发热者，凭借甘温益气而除之。

举元煎（《景岳全书》）			
黄芪	人参	白术	炙甘草
10～20g	10～20g	3～6g	3～6g
升麻4g			

功用：益气补中，摄血固脱。

主治：中气下陷，血失统摄之血崩、血脱证。

鉴辨

全方类中有升阳益胃汤，与举元煎、补中益气汤立意有相同之处，即重用补脾益气药物，配伍举陷升提之品。升阳益胃汤重用黄芪，并配伍人参、白术、炙甘草补气养胃，柴胡、防风、羌活、独活升举清阳，祛风除湿，半夏、橘皮、茯苓、泽泻、黄连除湿清热，白芍养血和营，全方适用于脾胃气虚，清阳不利，湿郁生热之证。举元煎用人参、黄芪、白术、甘草益气补中，摄血固脱，辅以升麻升阳举陷，适用于中气下陷，血失统摄之血崩、血脱证。

完带汤（《傅青主女科》）

人参6g	炒白术30g	炙甘草3g	炒山药30g
炒苍术9g	酒白芍15g	车前子9g	黑芥穗2g
柴胡2g	陈皮2g		

功用：补脾疏肝，化湿止带。

主治：脾虚肝郁，湿浊带下，带下色白，清稀如涕，面色㿠白，倦怠便溏，舌淡苔白，脉缓或濡弱。

证辨

　　本方为主治白带的常用方剂，所主证乃由脾虚肝郁，带脉失约、湿浊下注所致。脾虚生化之源不足，气血不能上荣于面致面色㿠白；脾失健运，水湿内停，清气不升致倦怠便溏；脾虚肝郁，湿浊下注，带脉不固致带下色白量多、清稀如涕；脾虚湿盛则舌淡白，脉濡弱。

方辨

本证是由脾虚肝郁所致，故治宜补脾益气，化湿止带。方中重用炒白术、炒山药，补脾祛湿，使脾气健运，湿浊得消，山药亦有固肾止带之功。人参补中益气，助白术、山药补脾之力；苍术燥湿运脾，以增祛湿化湿之力；白芍柔肝理脾，使肝木条达而脾土自强；车前子利湿清热，令湿浊从小便分利。陈皮理气燥湿，既可使补药补而不滞，又可行气化湿；柴胡、黑芥穗辛散，得白术则升发脾胃清阳，配白芍则疏肝解郁。甘草和中，调和诸药。诸药相配，使脾气健旺，肝气条达，清阳得升，湿浊得化，带下自止。本方的配伍特点是寓补于散，寄消于升，培土抑木，肝脾同治。

鉴辨

治带证有三方，完带汤、易黄汤和清带汤，皆治脾虚带下证。

完带汤为治脾虚带下而有肝郁，重在补气健脾，兼以疏肝止带，故方内有人参、白术、炙甘草三君之药。

易黄汤治脾虚带下而有湿热，法用健脾止带兼清湿热，故方中未使用人参、炙甘草，而用芡实、白果和黄柏，清热止带。

清带汤治脾虚带下，赤白带，清稀量多，主要治法为健脾兼和营，另外方中生龙骨、生牡蛎、海螵蛸能涩带，茜草能清热凉血。

附方：

易黄汤（《傅青主女科》）

炒山药30g，炒芡实30g，盐黄柏6g，车前子3g，白果10枚。

功用：健脾燥湿，清热止带。

主治：脾虚湿热，带下黄白，稠黏腥臭，腰酸腿软。

清带汤（《医学衷中参西录》）

生山药30g，生龙骨18g，生牡蛎18g，海螵蛸12g，茜草9g。

功用：健脾止带。

主治：脾虚带下赤白，清稀量多，连绵不断，腰酸体乏，舌淡苔白，脉细缓而沉。

泰山磐石散（《古今医统大全》）

人参3g	白术6g	炙甘草2g	黄芪6g
当归3g	白芍3g	熟地黄3g	川芎2g
川续断3g	黄芩3g	糯米6g	砂仁1.5g

功用：益气健脾，养血安胎。

主治：气血虚弱所致的堕胎、滑胎，胎动不安，或屡有堕胎宿疾，面色淡白，倦怠乏力，不思饮食，舌淡苔薄白，脉滑无力。

证辨

本方剂乃八珍汤减去寒利之茯苓，而加川续断补肝肾、益冲任以安胎，黄芪益气升阳以固胎元，黄芩、糯米、砂仁以清热养胃安胎，化为颐养胎元之专方。但本方各药剂量均少，重在小补，重用反而有碍安胎。

理中丸 (《伤寒论》)

| 人参 9g | 白术 9g | 炙甘草 9g | 干姜 9g |

功用：温中祛寒，补气健脾。

主治：脾胃虚寒证，脘腹绵绵作痛，喜温喜按，呕吐，大便稀溏，脘痞食少，畏寒肢冷，口不渴，舌淡苔白润，脉沉细或沉迟无力；阳虚失血证，便血、吐血、衄血或崩漏等血色暗淡，质清稀；脾胃虚寒所致的胸痹，或病后多涎唾，或小儿慢惊等。

证辨

本方所治诸症皆由脾胃虚寒所致。中阳不足，寒从中生，阳虚失温，寒性凝滞故畏寒肢冷，脘腹绵绵作痛，喜温喜按；脾主运化而升清，胃主受纳而降浊，脾胃虚寒，纳运升降失常，故脘痞食少，呕吐，便溏；脾胃虚寒则舌淡苔白润，口不渴，脉沉细或沉迟无力；阳气虚寒，脾不统血而吐血，衄血，便血，崩漏，面色㿠白，气短神疲，脉细或虚大无力；上焦阳气不足，阴寒之邪上乘，胸中之气痹阻致心中痞坚，逆气上冲心胸。

方辨

综观本方，治病虽多，究其病机，总属中焦虚寒，治宜温中散寒，补气健脾。

方中以大辛大热之干姜温脾祛寒，扶阳抑阴而为君；甘温之人参，补气健脾，与干姜相配，温中健脾；脾为湿土，虚则易生湿浊，故用甘温苦燥之白术，健脾燥湿；甘草与诸药等量，寓意有三：一为合人参、白术以助益气健脾；二为缓急止痛；三为调和诸药，为佐药兼使药。

综观全方，温补并用，以温为主，温中阳，益脾气，助运化，故名为"理中"。

附子理中丸（《太平惠民和剂局方》）

人参9g	白术9g	炙甘草9g	干姜9g
附子9g			

功用：温阳祛寒，补气健脾。

主治：脾胃虚寒较甚，或脾肾阳虚证，脘腹疼痛，下利清谷，恶心呕吐，畏寒肢冷，或霍乱吐利转筋等。

六和汤（《太平惠民和剂局方》）

人参30g	赤茯苓60g	炙甘草30g	半夏30g
姜厚朴120g	砂仁30g	杏仁30g	炒白扁豆60g
木瓜60g	藿香60g		

香薷120g

注：每次服6～9g，生姜、大枣煎汤送服。

功用：祛暑化湿，健脾和胃。

主治：湿伤脾胃，暑湿外袭证，霍乱吐泻，倦怠嗜卧，胸膈痞满，舌苔白滑。

方辨

本方为祛湿剂，方内含有不完整的四君子汤、二陈汤、平胃散和藿香正气散。六和汤与藿香正气散均主治外感兼内湿之霍乱吐泻证。不同之处在于六和汤主治伤于暑湿，故重用香薷，配以厚朴、白扁豆，湿邪伤脾致倦怠嗜卧，故用人参益气健脾以助脾运；而藿香正气散主治外感风寒、内伤湿滞，故重用藿香，配以紫苏、白芷，湿阻气机致脘腹疼痛，故以大腹皮、陈皮理气和中。

桂枝人参汤（《伤寒论》）

桂枝12g	炙甘草9g	白术9g	人参9g

干姜9g

功用：温阳健脾，解表散寒。

主治：脾胃虚寒，复感风寒表证，恶寒发热，头身疼痛，腹痛，下利便溏，口不渴，舌淡苔白滑，脉浮虚等。

证辨

已在桂枝剂中阐述。

鉴辨

附子理中丸与桂枝人参汤均在理中丸的基础上加减而成。附子理中丸是在理中丸的基础上加用大辛大热之附子，其温中散寒之力更强，且能温肾，适用于脾胃虚寒之重证或脾肾虚寒证。桂枝加人参汤即理中丸（人参汤）加桂枝，具有温阳健脾，兼解表寒之功，此即表里同治，适用于脾胃虚寒而外兼风寒表证者。

四物剂的加减内涵系列方

当归、熟干地黄、白芍、川芎，由这四味药组成的方剂叫四物汤，方剂中以四物汤为基础方的归类于四物剂，四物剂大都为补血剂、气血双补剂或理血剂。

四物剂
- 补血类：四物汤、桃红四物汤、胶艾汤、圣愈汤、温经汤、归脾汤
- 气血双补类：八珍汤、十全大补汤、人参养荣汤、泰山磐石散
- 理血类：血府逐瘀汤、通窍活血汤、膈下逐瘀汤、少腹逐瘀汤、身痛逐瘀汤、补阳还五汤

补血类

四物汤（《仙授理伤续断秘方》）			
当归9g	白芍9g	熟干地黄12g	川芎6g

功用：补血调血。

主治：营血虚滞证，头晕，目眩，心悸失眠，面色无华，妇人月经不调，量少或经闭不行，脐腹作痛，甚或瘕块硬结，舌淡，口唇、爪甲色淡，脉弦细或细涩。

证辨

本方为补血调经的主方，其方证系营血亏虚，血行不畅，冲任虚损所致，血虚与心、肝两脏关系最为密切。肝藏血，血虚则肝失所养，无以上荣，故头晕目眩；心主血，藏神，血虚则心神失养，故心悸失眠；营血亏虚，则面、唇、舌、爪甲失于濡养，故舌淡无华；冲为血海，任主胞胎，冲任虚损，肝血不足，加之血行不畅，则月经不调，可见月经量少，色淡，或前或后，甚至经闭不行等症；血虚则血脉无以充盈，血行不畅而致血瘀，可见脐腹疼痛，甚或瘕块硬结；营血亏虚，血行不畅，则脉细涩或弦细。

方辨

鉴于营血亏虚，治以补养营血为主，辅以畅调血脉。选用四物汤治疗。本方源于《金匮要略》之胶艾汤，是补血调经的基础方。方中熟地黄甘温，味厚质润，入肝、肾经，长于滋养阴血、补肾填精，为补血要药，为君；当归甘、辛、温，归肝、心、脾经，为补血良药，兼具活血作用，且为养血调经要药，用为臣药；白芍养血益阴为佐；川芎活血行气。全方四药为伍，共奏补血调血之功，其配伍特点是以熟地黄、白芍阴柔补血之品（血中血药）与辛香之当归、川芎（血中气药）相配，动静相宜，补血而不滞血，行血而不伤血，温而不燥，滋而不腻，成为补血调血之良方。

临辨

若气虚者，加人参、黄芪以补气生血；以血滞为主者，加桃仁、红花、白芍、赤芍以加强活血祛瘀之功；血虚有寒者加肉桂、炮姜、吴茱萸以温通血脉；血虚有热者加黄芩、牡丹皮、熟地黄（或为生地黄）以清热凉血；妊娠胎病者加阿胶、艾叶以止血安胎。

桃红四物汤（原名"加味四物汤"，《医垒元戎》录自《玉机微义》）			
当归9g	熟地黄12g	白芍9g	川芎6g
桃仁9g	红花6g		

功用：养血活血。

主治：血虚兼血瘀证，妇女经期超前，血多有块，色紫黏稠，腹痛等。

胶艾汤（芎归胶艾汤、胶艾四物汤，《金匮要略》）			
当归9g	干地黄15g	白芍12g	川芎6g

阿胶 6g　　　　艾叶 9g　　　　甘草 6g

功用：养血止血，调经安胎。

主治：妇人冲任虚损、血虚有寒证，崩漏下血，月经过多，淋漓不止，产后或流产损伤冲任，下血不绝，或妊娠胞阻，胎漏下血，腹中疼痛。

圣愈汤（《医宗金鉴》）

酒当归 15g　　熟地黄 20g　　焦白芍 15g　　川芎 8g

人参 20g　　　黄芪 18g

功用：补益气血，摄血。

主治：气血虚弱、气不摄血证，月经先期而至，量多色淡，四肢乏力，体倦神疲。

鉴辨

以上三方组成中均含有四物汤。

胶艾汤为四物汤加阿胶、艾叶、甘草，侧重于养血止血，兼以调经安胎，是标本兼顾之方，故既可用于冲任虚损，血虚有寒的月经过多、产后下血不止，又可用治妊娠胎漏下血，本方又名"芎归胶艾汤""胶艾四物汤"；桃红四物汤又称"加味四物汤"，为四物汤加桃仁、红花，因此偏重于活血化瘀，适用于血瘀所致的月经不调、痛经等；圣愈汤则为四物汤加人参、黄芪，以补血摄血，故适用于气血两虚，而血失所统的月经先期量多等。

总之，以上四方都是补血的调经方，以四物汤为基础方，桃红四物汤偏于活血，胶艾汤偏于止血，圣愈汤偏于摄血与补气。

温经汤（《金匮要略》）			
吴茱萸9g	当归6g	芍药6g	川芎6g
人参6g	桂枝6g	阿胶6g	牡丹皮6g
生姜6g	甘草6g	半夏6g	麦冬9g

功用：温经散寒，养血祛瘀。

主治：冲任虚寒、瘀血阻滞证，漏下不止，血色暗而有块，淋漓不畅，或月经超前或延后，或逾期不止，或一月再行，或经停不至，而见少腹里急，腹满，傍晚发热，手心烦热，唇口干燥，舌质暗红，脉细而涩，亦治妇人宫冷，久不受孕。

证辨

本方证为冲任虚寒、瘀血阻滞所致。冲为血海，任主胞胎，二脉皆起于胞宫，循行于少腹，与经、产关系密切。冲任虚寒，血凝气滞，故少腹里急，腹满，月经不调，甚或久不受孕；若瘀血阻滞，血不循经，加之冲任不固，则月经先期，或一月再行，甚或崩中漏下；若寒凝血瘀，经脉不畅，则致痛经；瘀血不去，新血不生，不能濡润，故唇口干燥；阴血耗损，虚热内生，则傍晚发热，手心烦热。

方辨

综观以上诸症，皆为妇人月经病，如月经先期、月经后期、月经先后不定期、月经过多、月经过少、经期延长、经间期出血、崩漏、闭经、痛经等，可知本方为妇科调经之常用方。本方证虽属瘀、寒、虚、热错杂，然以冲任虚寒，瘀血阻滞为主，治当温经散寒，祛瘀养血，兼清虚热。方中吴茱萸、桂枝，温经散寒，通利血脉，吴茱萸功擅散寒止痛，桂枝长于通血脉为君；当归、川芎活血祛瘀，养血调经，牡丹皮既助诸药活血散瘀，又能清血分虚热，则为臣；阿胶甘平，养血止血，滋阴润燥，芍药酸苦微寒，养血敛阴，柔肝止痛，麦冬甘苦微寒，养阴清热，三药合用，养血调肝，滋阴润燥，且清虚热，并制吴茱萸、桂枝之温燥；人参、甘草，益气健脾，以增生化之源，阳生阴长，气旺血充；半夏、生姜辛开散结，通降胃气，以助祛瘀调经，其中生姜又温胃气以助生化，助吴茱萸、桂枝，以温经散寒；甘草调和诸药。全方诸药共奏温经散寒，养血祛瘀之功。

鉴辨

本方针对本证瘀、虚、寒、热错杂组方，其特点有二：一是温、清、养、消并用，但以温经补养为主；二是大量温补药与少量凉药配伍，能使全方温而不燥，刚柔相济，以成温养化瘀之剂。本方中内含四物汤与补气之品，既有寒药，又有热药，可谓寒热并施。此方配伍复杂，故善治各类妇女月经不调和不孕。

归脾汤（《正体类要》）

本方已在四君剂中论述，故略。

⬤ 气血双补类

八珍汤（《正体类要》）

略。

十全大补汤（《太平惠民和剂局方》）

略。

人参养荣汤（《三因极一病证方论》）

略。

泰山磐石散（《古今医统大全》）

略。

鉴辨

以上四方均已在四君剂中详述，故不予重复。

血府逐瘀汤（《医林改错》）

桃仁 12g	红花 6g	当归 9g	生地黄 9g
川芎 4.5g	赤芍 6g	牛膝 9g	桔梗 4.5g
柴胡 3g	枳壳 6g	甘草 6g	

功用：活血化瘀，行气止痛。

主治：胸中血瘀证，胸痛，头痛，日久不愈，痛如针刺，而有定处，或呃逆，日久不止，或饮水即呛，干呕，或内热瞀闷，或心悸怔忡，失眠多梦，急躁易怒，入暮潮热，唇暗或面目暗黑，舌质暗红，或舌有瘀斑、瘀点，脉涩或弦紧。

证辨

　　本方主症皆为瘀血内阻胸部，气机淤滞所致。胸中为气之所宗，血之所聚，肝经循行之所，血瘀胸中，气机阻滞，清阳郁遏不升则胸痛、头痛，日久不愈，痛如针刺，且有定处；脉中血瘀，影响及胃，胃气上逆，故呃逆、干呕，甚则水入即呛；瘀久化热，则内热瞀闷，入暮潮热；瘀阻扰心，则心悸怔忡，失眠多梦；瘀滞日久，肝失条达，故急躁易怒；瘀血不化则唇、目、舌、脉所见皆为瘀血之象。

方辨

　　鉴于诸症皆属胸中血瘀，治宜活血化瘀，兼以行气止痛。方中桃仁重用，破血行滞而润燥，红花活血祛瘀以止痛，故为君药；赤芍、川芎助桃仁、红花活血祛瘀；牛膝活血通经，祛瘀止痛，引血下行；生地黄、当归养血滋阴，清热活血；桔梗、枳壳一升一降，宽胸行气；桔梗载药上行，有使药之用；柴胡疏肝解郁，升达清阳，与桔梗、枳壳同用，理气行滞，使气行则血行；甘草调和诸药，亦为使药。

　　全方组合特点有三：一为活血与行气相伍，既行血分瘀滞，又解气分郁结；二是祛瘀与养血同施，则活血而无耗血之虑，行气又无伤阴之弊；三为升降兼顾，既能升达清阳，又可降浊下行，使气血和调。诸药合用，使血活、瘀化、气行，则诸症可愈，为治胸中血瘀证之良方。

通窍活血汤（《医林改错》）			
赤芍3g	川芎3g	桃仁9g	红花9g
老葱3根	鲜生姜9g	红枣7g	麝香0.16g
黄酒250g			

功用：活血通窍。

主治：瘀阻头面证，头痛昏晕，或耳聋，脱发，面色青紫，或酒渣鼻，或白癜风，以及妇女干血劳，小儿疳积见肌肉消瘦，腹大青筋，潮热等。

膈下逐瘀汤 (《医林改错》)

当归9g	川芎6g	赤芍6g	桃仁6g
红花9g	牡丹皮6g	乌药6g	五灵脂6g
延胡索3g	香附4.5g	枳壳4.5g	甘草9g

功用：活血祛瘀，行气止痛。

主治：瘀血阻滞膈下证，膈下瘀血蓄积，或腹中胁下有痞块，或肚腹疼痛，痛处不移，或卧则腹坠似有物者。

少腹逐瘀汤 (《医林改错》)

当归9g	川芎6g	赤芍6g	小茴香1.5g
干姜3g	延胡索3g	没药6g	肉桂3g
蒲黄9g	五灵脂6g		

功用：活血祛瘀，温经止痛。

主治：寒凝血瘀证，少腹瘀血积块疼痛，或不痛，或痛无积块，或少腹胀满，或经期腰痛，少腹胀满，或月经一个月见3～5次，接连不断，断而又来，其色或紫或黑，或有瘀块，或崩漏，少腹疼痛等。

身痛逐瘀汤（《医林改错》）

当归 9g	川芎 6g	桃仁 9g	红花 9g
地龙 6g	没药 6g	五灵脂 6g	牛膝 9g
秦艽 3g	羌活 3g	甘草 6g	香附 3g

功用：活血行气，祛风除湿，通痹止痛。

主治：瘀血痹阻经络证，肩痛，臂痛，腰痛，腿痛，或周身疼痛，经久不愈。

鉴辨

以上五方均为王清任创制的活血化瘀名方，常称"五逐瘀汤"。各方均以桃仁、红花、川芎、赤芍、当归为基础药物，都有活血化瘀止痛作用，主治瘀血所致的痛症。血府逐瘀汤中配伍行气宽胸的枳壳、桔梗、柴胡以及引血下行的牛膝，故宣通胸胁气滞，引血下行之力极好，主治胸中瘀血诸症；通窍活血汤只用桃仁、红花、赤芍、川芎中配伍通阳开窍的麝香、老葱等，故活血通窍作用较优，主治瘀阻头面之证；膈下逐瘀汤（即桃红四物汤合柴胡疏肝散加减），方中以桃红四物汤去生地黄，配伍香附、乌药、枳壳等疏肝行气止痛药，故行气止痛作用较大，主治瘀血结于膈下、肝郁气滞之两胁及腹部胀痛有痞块者；少腹逐瘀汤，只用当归、川芎、赤芍三味活血药，配伍温通下行的小茴香、肉桂、干姜，故温经止痛作用较强，主治血瘀少腹之积块、月经不调、痛经等；身痛逐瘀汤中，用桃红四物汤去赤芍，配伍通经宣痹止痛的秦艽、羌活、地龙等，故多用于瘀血痹阻经络所致的肢体痹痛或周身疼痛等症。

补阳还五汤（《医林改错》）

| 生黄芪120g | 当归尾6g | 赤芍5g | 地龙3g |
| 川芎3g | 红花3g | 桃仁3g | |

功用：补气、活血、通络。

主治：中风之气虚血瘀证，半身不遂，口眼㖞斜，语言謇涩，口角流涎，小便频数，或遗尿失禁，舌暗淡，苔白，脉缓无力。

证辨

本方证系中风之后，正气亏虚，气虚血滞，脉络瘀阻所致。正气亏虚，不能行血，以致脉络瘀阻，筋脉肌肉失于濡养，故半身不遂，口眼㖞斜；气虚血瘀，舌本失养，故语言謇涩；气虚失于固涩，故口角流涎，小便频数，遗尿失禁；气虚血瘀，则舌暗淡，苔白，脉缓无力。

方辨

本方证以气虚为本，血瘀为标，即王清任所谓"因虚致瘀"。治疗当以补气为主，活血通络为辅。本方重用黄芪，补益元气，意在气行则血行，瘀去络通，为君药；当归尾活血通经而不伤血，为臣；赤芍、川芎、桃仁、红花协助当归尾活血祛瘀；地龙通经活络，力专善走，周行全身，以行药力。全方配伍特点是重用补益药，与少量活血药相伍，使气旺血行以治本，祛瘀通络以治标，标本兼顾，且补气而不壅滞，活血又不伤正。诸药合而用之，则气旺、痛消、络通，诸症向愈。

临辨

本方既是益气活血祛瘀代表方，又是治疗中风后遗症的常用方。方中重用黄芪120g，但临床用之亦可从30g开始，如效不显，逐渐增至120g。另外，切记本方使用活血化瘀药量较少。临证以肝肾虚为主者，加牛膝、杜仲，引药下行，补益肝肾；日久效果不显，可加水蛭、虻虫破瘀通络；语言不利者，加石菖蒲、郁金、远志等以化痰开窍；口眼㖞斜，可合用牵正散以化痰通经；痰多者加制半夏、天竺黄以化痰；脾胃虚弱者，加用党参、白术以补气健脾；偏寒者，加熟附子温阳散寒。

六味剂的加减演化系列方

六味地黄丸是由肾气丸化裁而来，临床上以六味地黄丸和肾气丸为基础加减衍化出一系列的补肾阴剂和补肾阳剂，这里称为六味剂。

六味剂
{
补肾阴类：六味地黄丸、知柏地黄丸、杞菊地黄丸、麦味地黄丸、加味地黄丸、都气丸、归芍地黄丸、耳聋左慈丸、明目地黄丸、左归丸、左归饮

补肾阳类：肾气丸、加味肾气丸、桂附地黄丸、十补丸、右归丸、右归饮

肾阴阳双补类：地黄饮子
}

六味地黄丸的名称由来： 六味地黄丸是中医名方之一，源于宋代钱乙的《小儿药证直诀》，是补肾阴的基本方。本方从《金匮要略》之肾气丸化裁而来，钱乙制此方时，谓小儿阳气甚盛，故去肉桂、附子不用，后本方被众医推为滋补肾阴的祖方。本方名为六味，有两层意思：一是其由熟地黄、山茱萸、山药、泽泻、牡丹皮、茯苓六味药组成；二是方中酸、苦、甘、辛、咸、淡六味俱备。王旭高说："酸、苦、甘、辛、咸、淡，六味之名以此；曰'地黄'者，重补肾也。"历代诸多中医名家对六味地黄丸方多有论述，对于其组成药物的药理研究论述较深。现代医者对于六味地黄丸的临床应用，较为广泛。本方可治疗内、妇、儿、五官等科多种疾患。因此我们对于六味地黄丸和其系列方必须有深刻的认识，才能在临床运用中取得良好效果。

补肾阴类

六味地黄丸（地黄丸，《小儿药证直诀》）

熟地黄24g	山茱萸12g	干山药12g	泽泻9g

茯苓 9g	牡丹皮 9g		

功用：滋补肝肾。

主治：肝肾阴虚证，腰膝酸软，头晕目眩，耳鸣耳聋，盗汗，遗精，消渴，骨蒸潮热，手足心热，口燥咽干，足跟酸痛，小便淋沥，以及小儿囟门不合，舌红少苔，脉沉细数。

知柏地黄丸（《医方考》）

熟地黄 24g	山药 12g	山茱萸 12g	牡丹皮 9g
茯苓 9g	泽泻 9g	知母 9g	黄柏 9g

功能：滋阴降火。

主治：阴虚火旺证，骨蒸盗汗，面红口干，虚烦失眠，腰背酸痛，下焦湿热等。

证辨

这个方子用知母和黄柏，是因为其方证除了阴虚，火旺的情况也已很明显，如骨蒸劳热特别突出，在这种情况下，就需要适当地用一些苦寒泻火的药，把虚火、相火清了，然后才能保存真阴，才能使得不足之阴通过药物得到补充，因为火能伤阴。使用此方时知母与黄柏应为盐知母、盐黄柏，因为本方治肾阴虚，而咸能入肾。坚肾、清虚热用盐黄柏，清热燥湿则用生黄柏，治尿血、便血则用黄柏炭；知母生用清热滋阴降火，用盐炒能下行入肾，用黄酒炒则上行入肺，生用清热，滋阴降火。若治隐性血尿，可加白茅根、蒲黄炭；治慢性尿路感染，加金银花、连翘、车前子。

杞菊地黄丸（《麻疹全书》）			
熟地黄24g	山药12g	山茱萸12g	牡丹皮9g
茯苓9g	泽泻9g	枸杞子9g	菊花9g

功用：滋肾养肝明目。

主治：肝肾阴虚证，两目昏花，视物模糊，或眼睛干涩，迎风流泪等。

证辨

杞菊地黄丸证是由肾阴虚累及肝阴所致的肝肾阴虚证。肝开窍于目，肾精上济于目，肝肾阴虚，主要症状是眼睛干涩，看东西不清楚，特别是看东西时间一长，眼睛就发胀，很累。这是因为"肝受血而能视"，如果肝肾阴虚就会发生以上症状。因此在治疗时要加补肝阴、清肝热的药，所以加入了滋补肝肾的枸杞子和疏风散热的菊花。

麦味地黄丸（《医部全录》引《体仁汇编》）			
熟地黄24g	山药12g	山茱萸12g	牡丹皮9g
茯苓9g	泽泻9g	五味子6g	麦冬9g

功用：敛肺纳气。

主治：肺肾阴虚，咳嗽喘逆，潮热盗汗。

证辨

麦味地黄丸即生脉饮去人参合地黄丸，它主要针对肺阴、肺气的问题，治疗虚喘而有潮热盗汗，因此本方又可看作在六味地黄丸中加入滋阴润肺的麦冬和收敛肺气的五味子。

治肺肾阴虚喘咳患者，高老师常用此方，说比用金水六君煎纳气效果好。但应注意，五味子用6g，不应过量，这是因为五味子酸咸之味较重，炒熟用有补益作用，生用则有治咳嗽作用。五味子具有敛肺、补肾、养心、生津止渴作用，是一味五味俱全的补益药。

都气丸（《症因脉治》）			
熟地黄24g	山药12g	山茱萸12g	牡丹皮9g
茯苓9g	泽泻9g	五味子6g	

功用：补肾纳气。

主治：肾虚证，气喘、呃逆等。

证辨

都气丸即麦味地黄丸去麦冬，它能治疗肾阴虚而有虚火同时气上逆产生的虚喘。阴虚虚火上冲，于是才有气上逆诸症。六味地黄丸加五味子以后，加强肾的纳气作用，则气上逆诸症除。

归芍地黄丸（归芍六味丸，《汤头歌诀正续集》）

熟地黄24g	山药12g	山茱萸12g	牡丹皮9g
茯苓9g	泽泻9g	当归9g	白芍9g

功用：补肾养肝。

主治：肝肾阴虚证，头目昏眩，耳鸣，腰背酸痛，腿脚无力及月经不调等。

证辨

归芍地黄丸又名"归芍六味丸"，即六味地黄丸加补血养血的当归、白芍。肝藏血，肾藏精，精血同源，故肝肾阴虚，又可伴有血虚。肾精不能上注清窍，所以见头目昏眩，耳鸣；精血不足，肾失所养，故腰背酸痛，下肢无力，女子月经不调。

高老师在临床上经常用此方治疗妇女因肝肾阴虚引起的月经不调，如出现血虚可加大当归、白芍用量。

耳聋左慈丸(《全国中成药组成集》)

熟地黄24g	山药12g	山茱萸12g	牡丹皮9g
茯苓9g	泽泻9g	生磁石30g	柴胡3g

功用：滋阴潜阳。

主治：肾虚火升，症见耳聋、耳鸣、眩晕等。

加味地黄丸(《外科枢要》)

熟地黄24g	山药12g	山茱萸12g	牡丹皮9g
茯苓9g	泽泻9g	五味子6g	柴胡6g

功用：滋阴清热。

主治：肝肾阴虚疮疡，或耳内痒痛出水，或作渴发热，小便赤涩等。

证辨

出现耳鸣、耳聋的原因很多。《素问》中有心"开窍于耳"和肾"在窍为耳"两种说法；从经络循行路线来讲，肝、胆也都能影响到耳朵的功能。心虚、肾虚、肝胆火旺、气虚等都能导致耳鸣、耳聋。本证系因肾气不足引起，可用两张方治疗，一是地黄丸加柴胡和磁石，二是地黄丸加柴胡和五味子，是分别针对清阳的升降、肾气的纳散而制定的：肾气不纳用五味子；清气不升用柴胡；磁石有平肝潜阳，聪耳明目的作用，也有用煅磁石的。

明目地黄丸（《中国医学大辞典》）			
熟地黄24g	山药12g	山茱萸12g	牡丹皮9g
茯苓9g	泽泻9g	当归9g	白芍9g
枸杞子9g	菊花9g	白蒺藜9g	石决明30g

功用：滋肾养血，平肝明目。

主治：肝肾虚、阴血亏损，视物模糊，夜盲，目涩多泪等。

证辨

本方证是肝肾虚、阴血亏损的目视不明。因此用杞菊地黄丸滋肾养肝明目，用归芍地黄丸补肾养血益肝，用白蒺藜散肝风以明目，用石决明清肝热明目。诸药合用，以达到滋肾养血，平肝明目之目的。

鉴辨

以上八方均由地黄丸加味而成，皆有滋阴补肾之功。

知柏地黄丸偏于滋阴降火，适用于阴虚火旺，骨蒸潮热，遗精；杞菊地黄丸偏于养阴明目，适用于肝肾阴虚，两目昏花，视物模糊；麦味地黄丸偏于滋肾敛肺，适用于肺肾阴虚之喘嗽；都气丸偏于滋阴纳气，适用于肾虚喘逆；归芍地黄丸偏于补肾养肝，适用于肝肾阴虚，头目昏眩，耳鸣腰酸，月经不调；耳聋左慈丸偏于滋阴潜阳，适用于肾虚火旺，耳聋耳鸣，眩晕；加味地黄丸偏于滋阴清热，适用于肝肾阴虚，疮疡，耳痛等；明目地黄丸偏于滋肾养血，平肝明目，适用于肝肾虚，阴血亏损，视物模糊、夜盲等。

左归丸（《景岳全书》）

熟地黄24g	炒山药12g	枸杞子12g	山茱萸12g
川牛膝9g	鹿角胶12g	龟甲胶12g	菟丝子12g

功用：滋阴补肾，填精益髓。

主治：真阴不足证，头晕目眩，腰酸腿软，遗精滑泄，自汗盗汗，口燥舌干，舌红少苔，脉细。

证辨

肾藏精，主骨生髓，肾阴亏损，精髓不充，封藏失职，脑窍失养，故头晕目眩；腰为肾之府，肾精亏虚则腰酸腿软，肾失封藏则遗精滑泄；阴虚则阳亢，迫津液外泄，故自汗盗汗；阴虚则津不上承，故口燥咽干；舌红少苔，脉细，为真阴不足之象。故治宜壮水之主，培补真阴。

方辨

左归丸是张介宾取六味地黄丸化裁而成，他认为"补阴不利水，利水不补阴，而补阴之法不宜渗"，故去三泻（泽泻、茯苓、牡丹皮），加入枸杞子、龟甲胶、川牛膝加强滋阴补肾之力；又加入鹿角胶、菟丝子温润之品，补阳益阴，阳中求阴，即张介宾所谓"善补阴者，必于阳中求阴，则阴得阳升而泉源不竭"之义。本方纯补无泻，阳中求阴是其配伍特点。方中重用熟地黄滋肾填精，大补真阴为君药。山茱萸养肝滋肾，涩精敛汗；山药补脾益阴，滋肾固精；枸杞补肾益精，养肝明目；龟鹿二胶为血肉有情之品，峻补精髓，龟甲胶偏于补阴，鹿角胶偏于补阳，在补阴之中配伍补阳药取"阳中求阴"之义，均为臣药。菟丝子、川牛膝益肝肾、健筋骨，俱为佐药。诸药合用，共奏滋阴补肾，填精益髓之效。本方现代运用于阿尔茨海默病、更年期综合征、老年性骨质疏松、闭经、月经量少属于肾阴不足、精髓亏虚者。临床上应用本方需要注意，方中山药，不是生山药而是炒山药，因为生山药强肾生髓，而炒山药补脾肾、益肺气。本方山药是以补脾益阴、滋肾固涩，取其补脾之涩性而固精。方中龟甲胶与鹿角胶，原著注明需要碾碎、炒珠，但高老师认为还是用胶为好，可以达到温润之效。原著牛膝用川牛膝，高老师认为用怀牛膝为好，因为怀牛膝偏于补肝肾，川牛膝偏于散瘀血、引血下行。另外方中熟地黄腻胃，应用本方时应加一些砂仁为好，以防患者服药后食欲不振、胸脘发闷。高老师在临床常以此方为基础，与丹参生脉饮合方加减，名为神气汤，治疗疲劳综合征很有疗效。左归饮也出自《景岳全书》，为纯补之剂，与左归丸同治肾阴不足证。

左归饮（《景岳全书》）

熟地黄9～30g	山药6g	山茱萸3～6g	枸杞子6g
茯苓4.5g	炙甘草3g		

功用：补益肾阴。

主治：真阴不足证，腰酸遗泄，盗汗，口燥咽干，口渴欲饮，舌尖红，脉细数。

方辨

本方即六味地黄丸去二泻（牡丹皮、泽泻）加用枸杞子补肾益精，又加用炙甘草以益气护胃。方中未说明山药应生用还是炒用，然参考左归丸，应用炒山药为好。

鉴辨

左归丸与左归饮均为纯补之剂，同治肾阴不足证。左归饮以纯甘壮水之品滋阴填精，补力较缓，故用饮剂以取其急治，适宜于肾阴不足较轻之证。左归丸则在滋阴之中，又配以血肉有情之味及助阳之品，补力较峻，常用于肾阴亏损较重者，用丸剂意在缓和药力。

补肾阳类

六味地黄丸系钱乙取《金匮要略》的肾气丸减去桂枝、附子而成，为此在此节中我们对肾气丸及其类方也应熟记。

肾气丸（《金匮要略》）			
干地黄240g	山药120g	山茱萸120g	泽泻90g
茯苓90g	牡丹皮90g	桂枝30g	附子30g

注：现代多制为丸，每次服6g。

功用：补肾助阳。

主治：肾阳不足，腰痛脚软，下半身常有冷感，少腹拘急，小便不利或小便反多，尺脉沉细，舌质淡而胖，苔薄白不燥，以及痰饮、消渴等。

证辨

肾气丸和六味地黄丸一样，是一个主方，是一个基本方，是一个平补的方，是一个非急用的补虚方。肾气丸可看作由六味地黄丸加上附子和桂枝，并将熟地黄变成生地黄而成。现在大多数医者在肾气丸中用熟地黄，桂枝改为肉桂，如此效果更好。

加味肾气丸（《济生方》）			
附子 15g	熟地黄 15g	肉桂 15g	川牛膝 15g
山茱萸 30g	炒山药 30g	茯苓 30g	车前子 30g
牡丹皮 30g	泽泻 30g		

注：现代本方多制为丸，每次服9g。

功用：温肾化气，利水消肿。

主治：肾阳虚水肿，腰重脚肿，小便不利。

证辨

本方又名"济生肾气丸"，由十味药组成，是在肾气丸的基础上加车前子和川牛膝而成，治疗肾阳虚，气化不行，不能变化水湿。在见到肾阳虚各种症状的时候，特别要注意脚肿、小便不利，这说明患者由于气化功能不行，膀胱中的小便出不来，邪水潴留，连累脚肿。该证治法，当在补阳的同时用车前子和川牛膝利小便。这里车前子行气分之水，川牛膝行血分之水，更能使水肿的水从小便而出。进一步说，二者虽都是利小便，但一个是针对在里的，是聚的；另一个是针对在浅层的，是散的。对于一些肾炎后期肾阳虚的小便不利、脚肿，用本方较好。

鉴辨

本方用以治疗肾阳虚引起的水肿，它主要是通过气化来完成渗湿作用。此方由肾气丸增入牛膝、车前子温肾利水以消水肿，常用于肾阳虚损的水肿、小便不利。但要注意此方改变了肾气丸的组方剂量，为了加大利水渗湿之作用，方中熟地黄、山药、山茱萸、肉桂、附子的用量为其他药的一半。为了引水下行，方中用川牛膝而不是怀牛膝。另外还应注意方中的山药是炒山药而不是生山药，其目的在于发挥其补脾固尿利水之作用。

十补丸（《济生方》）			
附子60g	肉桂3g	熟地黄60g	牡丹皮60g
山茱萸60g	炒山药60g	茯苓30g	泽泻30g
鹿茸3g	五味子60g		

注：现代本方多制为丸，每次服9g。

功用：补肾阳，益精血。

主治：肾阳虚损、精血不足证，面色黧黑，足冷足肿，耳鸣耳聋，肢体羸瘦，足膝软弱，小便不利，腰脊疼痛。

证辨

本方功在补肾阳、益精血，治疗肾阳虚损、精血不足之证。肾阳亏虚，气化不利，则足沉足肿，小便不利；肾精不足，阳气不达，则耳鸣耳聋，肢体羸瘦，足膝软弱，腰脊疼痛；肾阳不足，命门火衰，失于温煦，而面色黧黑。

方辨

十补丸系肾气丸加鹿茸、五味子温肾壮阳，补养精血。但方中的六味地黄丸剂量配比改变较大，熟地黄、山茱萸、山药、牡丹皮用量比茯苓、泽泻多﹒倍，目的是加强补大于泻的作用。方中附子用量较大，意在温补肾阳，而肉桂、鹿茸的用量只有附子的1/20，目的是助附子温补肾阳；五味子能敛肾中耗散欲脱之气；山药依然用炒山药。

鉴辨

以上二方由肾气丸加味而成，具有温补肾阳之功。加味肾气丸增入川牛膝、车前子温肾利水以消肿，常用于肾阳虚损的水肿、小便不利；十补丸则加鹿茸、五味子温肾壮阳、补养精血，适用于肾阳虚损，精血不足之证。

右归丸（《景岳全书》）

熟地黄240g　　山茱萸90g　　炒山药120g　　附子60～180g

肉桂60g　　枸杞子90g　　姜炒杜仲120g　　菟丝子120g

当归90g　　鹿角胶120g

注：现代多制成丸剂，每次服6～9g。

功用：温补肾阳，填精益髓。

主治：肾阳不足、命门火衰证，年老或久病气衰神疲，畏寒肢冷，腰膝软弱，阳痿遗精，或阳衰无子，或饮食减少，大便不实，或小便自遗，舌淡苔白，脉沉而迟。

证辨

肾为水火之脏，内寄命门之火，为元阳之根本。肾阳不足、命门火衰，失于温煦，甚则火不生土，影响脾胃纳运，故见气衰神疲，畏寒肢冷，腰膝软弱，或饮食减少，大便不实；肾主天癸而藏精，肾阳虚则天癸衰少，封藏失职，精关不固，宗筋失养，故见阳痿、遗精、不育或小便自遗。

方辨

　　鉴于以上病因病机，治宜益火之源，以培右肾之元阳，故此方中选用温补肾阳的附子、肉桂、鹿角胶，培补肾中之元阳，温里祛寒为君药；方中熟地黄、山茱萸、山药、枸杞子滋阴益肾，养肝补脾，填精补髓，取"阴中求阳"之义，为臣药；方中又用菟丝子、杜仲补肝肾，强腰膝，配以当归养血和血，共补肝肾精血，为佐药。诸药合用，以温肾阳为主而阴阳相顾，肝脾肾并补，妙在阴中求阳，使元阳得以归源。本方系由《金匮要略》肾气丸减去三泻（泽泻、茯苓、牡丹皮）加鹿角胶、菟丝子、炒杜仲、枸杞子、当归而成，增强补阳作用，不用泻法，保全补益之力，使药效专于温补。本方配伍特点有二：一是补阳药与补阴药相配，则"阳得阴助，生化无穷"，体现了"阴中求阳"的治疗原则；二是本方纯补无泻，集温补药与滋补药为一方，则益火之源之功尤著。临床应用本方应注意方中用的山药、杜仲分别是炒山药和姜炒杜仲，至于鹿角胶可直接研末冲服。方中的山茱萸的用量比在肾气丸中的用量要少。附子与肉桂的用量不可过大，否则失去"阴中求阳"之妙。

右归饮（《景岳全书》）			
熟地黄 9～30g	炒山药 6g	山茱萸 3g	枸杞子 6g
附子 6～9g	肉桂 3～6g	炒杜仲 9g	炙甘草 3g

功用：温补肾阳，填精补血。

主治：肾阳不足证，神疲，腹痛腰酸，手足不温，阳痿遗精，大便溏薄，小便频多，舌淡苔薄，脉虚细；或阴盛格阳，真寒假热证。

方辨

此方治疗作用大体与右归丸相同，但药味较少，用量较轻，不失饮方之要。方中妙处在于使用炙甘草，其在补阳益阴的同时亦能补气，使气、阴、阳并补，如果用黄芪与党参便失去补阴阳之义。

鉴辨

右归饮与右归丸均为张介宾创制的温补肾阳名方。右归丸较右归饮多出鹿角胶、菟丝子、当归，而不用炙甘草，故其补肾阳、填精、补血之力更强。

● 肾阴阳双补类

地黄饮子（地黄饮，《圣济总录》）			
熟干地黄 12g	炒山茱萸 15g	白茯苓 15g	五味子 15g
麦冬 15g	肉桂 15g	附子 15g	巴戟天 15g

| 肉苁蓉15g | 石菖蒲15g | 远志15g | 生姜3片 |
| 大枣2枚 | 石斛15g | | |

功用：滋肾阴，补肾阳，开窍化痰。

主治：下元虚衰、痰浊上犯之喑痱证。舌强不能语，足废不能用，口干不欲饮，足冷、面赤，脉沉细弱。

证辨

"喑痱"是由下元虚衰、阴阳两亏，虚阳上浮，痰浊随之上泛，堵塞窍道所致。"喑"指舌强不能语，"痱"指足废不能行走。肾藏精主骨，下元虚衰，包括肾之阴阳两虚，致使筋骨失养，故见筋骨痿软无力，甚则足废不能用；足少阴肾脉夹舌本，肾虚则精气不能上承，痰浊随虚阳上泛堵塞窍道，故舌强不能言；阴虚内热，故口干不欲饮；虚阳上浮故面赤；肾阳亏虚，不能温煦于下故足冷；阴阳两虚，故脉沉细数。

方辨

本证常见于年老及病重患者，治以补养下元为主，摄纳浮阳，佐以开窍化痰。

方用：熟地黄、山茱萸滋补肾阴，肉苁蓉、巴戟天温壮肾阳，四药共为君药；附子、肉桂辛热以助温养下元，摄纳浮阳，引火归原；石斛、麦冬、五味子滋养肺肾，金水相生，壮水以济火，均为臣；石菖蒲、茯苓合用，开窍化痰，交通心肾，为常用组合；生姜、大枣和中调药，功兼佐使。

综观全方，标本兼治，阴阳并补，滋阴药与温阳药药味及用量相当，补阴与补阳并重，上下同治，而以治本、治下为主。诸药合用，使下元得以补养，浮阳得以摄纳，水火既济，痰化窍开，"喑痱"可愈。

参考书目

［1］邓中甲．方剂学．北京：中国中医药出版社，2003．

［2］许济群．方剂学．上海：上海科学技术出版社，1985．

［3］王绵之．王绵之方剂学讲稿．北京：人民卫生出版社，2005．

［4］邓中甲．邓中甲方剂学讲稿．北京：人民卫生出版社，2011．

［5］王付．经方药对．北京：学苑出版社，2005．

［6］林盛进．经方直解．北京：中国中医药出版社，2010．